RÉFLEXIONS PRATIQUES

SUR LES

MALADIES DE LA PEAU

APPELÉES *DARTRES.*

LE NORMANT FILS, IMPRIMEUR DU ROI,
rue de Seine, n° 8, faubourg Saint-Germain.

RÉFLEXIONS PRATIQUES

SUR LES

MALADIES DE LA PEAU

APPELÉES *DARTRES*,

SUR LEURS CAUSES, LEUR SIÉGE, LES MOYENS DE GUÉRISON EMPLOYÉS JUSQU'A CE JOUR, ET SUR UNE NOUVELLE MÉTHODE DE TRAITEMENT APPELÉE

TRAITEMENT PAR ABSORPTION CUTANÉE;

ACCOMPAGNÉES D'UN NOMBRE CONSIDÉRABLE D'OBSERVATIONS OÙ SON EMPLOI A ÉTÉ SUIVI D'UN SUCCÈS COMPLET;

PAR F. S. BIDOU,

Ancien Élève des Universités d'Édimbourg, Dublin, et Docteur en médecine de la Faculté de Paris.

TROISIÈME ÉDITION,

REVUE ET AUGMENTÉE D'UN NOMBRE CONSIDÉRABLE DE NOUVELLES OBSERVATIONS DU PLUS GRAND INTÉRÊT.

A PARIS,

CHEZ L'AUTEUR, RUE DES MOULINS, N° 16;

A LA LIBRAIRIE FRANÇAISE ET ÉTRANGÈRE DE MM. GALIGNANI, RUE VIVIENNE, N° 18;

CHEZ { GABON, RUE DE L'ÉCOLE DE MÉDECINE;
PICHARD, QUAI CONTI, N° 5;
RENARD, RUE SAINTE-ANNE, N° 71.

1824.

PRÉFACE.

En offrant au public ce foible essai, fruit d'une longue pratique et de nombreuses observations, je crois devoir le prévenir que je n'ai point la prétention de lui présenter un traité qui jette de nouvelles lumières sur l'histoire des maladies de la peau en général, ni de m'occuper, soit d'une classification minutieuse, soit d'une description détaillée des affections auxquelles la peau est sujette. Une entreprise, aussi intéressante dans son objet que difficile dans son exécution, ne peut convenir qu'à ceux que des talens supérieurs, et surtout de grands établissemens publics mettent en état de reculer les bornes de nos connoissances par l'occasion et les facilités qu'ils y trouvent d'interroger la nature par des observations suivies et des expériences répétées. D'ailleurs cette tâche pénible et épineuse a été trop bien remplie par M. le docteur Alibert, dans son inestimable ouvrage sur ce sujet, pour que le travail le plus actif puisse encore espérer de moissonner quelques épis dans un champ qu'il semble avoir épuisé.

Si cet intéressant ouvrage n'est pas, sous le rapport de la classification nosologique, à l'abri du reproche de confondre souvent les espèces, ainsi que le pense le docteur Bateman, dans son *Abrégé pratique des maladies de la Peau*, suivant la classification nosologique du docteur Willain, il n'en faut pas moins confesser que malgré ces légères imperfections, dépendantes de la nature même de ces maladies dont les espèces se confondent souvent sur le même sujet, changent de caractère et de siége, et par là trompent l'œil de l'observateur le plus exact, ce précieux ouvrage nous offre l'ensemble le plus parfait qui existe, soit pour la description de ces affections, soit pour les savantes recherches sur leurs causes, leur marche, leurs variations, et les moyens curatifs.

Sous ce dernier rapport, à la vérité, cette production, comme beaucoup d'autres, ne nous présente que doute et incertitude. Celui qui est victime de ces affreuses maladies, comme celui qui cherche à les combattre, voit avec désespoir que l'application de ces divers moyens n'offre aucun résultat positif et concluant. Pour s'en convaincre, on n'a qu'à parcourir les diverses observations où ces moyens de guérison ont été employés; pour un cas traité avec succès, combien n'en voit-on pas auprès desquels tous les efforts de la pratique la plus active ont malheureusement échoué, et même combien de malades ont eu, dans ces essais infructueux, à regretter la détérioration générale de leur santé! Cependant, tout en ne rencontrant que des succès peu nombreux, le praticien ne laisse pas de pouvoir tirer un grand avantage de ces essais répétés et méthodiques des médicamens préconisés par d'autres écrivains. En effet, tout infructueux qu'ils sont, il y trouve l'utile leçon de rejeter tout ce que le préjugé ou la crédulité avoit fait adopter, pour diriger ses recherches vers des moyens plus efficaces.

Depuis que je me suis livré à l'exercice de la médecine, le nombre considérable de personnes affectées de ces maladies qui ont réclamé mes soins, l'intérêt particulier que m'inspiroient quelques unes d'elles, l'occasion personnelle que j'ai eue d'apprécier et les souffrances inhérentes à ces sortes d'affections, et leur résistance à tout moyen curatif connu, ont donné à mes recherches une direction toute particulière vers les moyens de les traiter. Les compilations les plus laborieuses ont été faites chez les anciens et les modernes; leur expérience a été mise à contribution; tous les médicamens les plus accrédités ont été employés, rarement même, je l'avoue, un soulagement permanent a récompensé les efforts les plus suivis du médecin, et la patience persévérante du malade.

Dans cette disette désespérante de moyens pour combattre une maladie si commune, j'acquis la connoissance d'un remède employé, à la vérité, principalement pour des maladies d'un genre différent, mais dont une analogie raisonnée me fit espérer de grands avantages, en changeant sa destination primitive, et en le soumettant à toutes les modifications convenables aux circonstances. Je voyois en effet, dans ce moyen, le double avantage d'un effet local et d'un effet général et constitutionnel; car dans ce mode de traitement que je désigne sous le nom de *traitement par absorption cutanée*, les substances médicamenteuses sont appliquées immédiatement sur le système malade, je veux dire le système lymphatique, ce merveilleux appareil de vaisseaux à sang blanc, connus sous le nom d'*exhalans* et *absorbans*, et dont l'entrelacement multiplié forme les lames du tissu cellulaire, et constitue le système dermoïde.

Quoique ce remède, appliqué sur la partie affectée pour en corriger les sécrétions vicieuses et en ranimer les fonctions vitales, produise déjà une amélioration considérable dans l'état de la maladie, il n'en est pas moins nécessaire de seconder ses effets par d'autres applications sur une autre partie du corps, le dos par exemple, comme point central d'absorption, ou les cuisses, dans l'intention de faire pénétrer le médicament dans toute la constitution, ranimer les fonctions des lymphatiques, et concourir, avec l'application locale, à détruire le principe du virus herpétique. L'opération de ces diverses applications, quoique active par elle-même, ne dispense pas de recourir aux moyens secondaires que fournissent les médicamens internes, dont le choix et l'emploi sont subordonnés à la saison, aux complications accidentelles et aux différences constitutionnelles.

En offrant au public ce nouveau mode de traitement, mon intention n'est pas de l'annoncer comme un spécifique, un remède infaillible, dont l'usage, après une guérison radicale, met à couvert de toute rechute : la science n'a point encore fait cette importante conquête; mais ce que je puis assurer, dans mon âme et conscience, c'est qu'il est, à mon avis, le meilleur de tous ceux connus jusqu'ici; que sans être infaillible, il réussit généralement dans les cas qui sont susceptibles de son emploi, et que s'il y a quelques rechutes, elles tiennent à ce que la maladie étant de naissance et comme constitutionnelle, il faut que dans l'emploi du remède le malade oppose une persévérance égale à l'ancienneté et à l'opiniâtreté de la maladie. Si dans des cas rares, et d'une gravité toute particulière, ou chez les malades d'un âge très-avancé, le remède n'opère pas toujours une guérison complète, du moins le malade est toujours sûr d'en retirer un grand soulagement des symptômes les plus pénibles, tels que démangeaisons, cuissons, etc., et une amélioration générale de la santé. Ma confiance, en offrant ce mode de traitement, est d'autant plus grande, que je puis affirmer de la manière la plus positive que jamais son emploi n'est suivi du plus petit danger. Je l'ai appliqué sur la plus tendre enfance comme sur la vieillesse la plus avancée, sans le moindre résultat fâcheux.

S'il est des cas où ce traitement ne met pas à l'abri de rechute, on n'en doit pas pour cela révoquer en doute son efficacité; car les rechutes ne sont point du tout particulières aux maladies de la peau. Quel est le praticien qui n'ait observé, avec M. Alibert, l'existence d'une loi de l'économie animale, qui l'assujétit à la reproduction de mouvemens morbifiques, souvent aux mêmes époques où ils se sont d'abord développés? Les esquinancies, les péripneumonies, les catarrhes, les rhumatismes n'attaquent-ils pas très-souvent, aux mêmes saisons, les personnes qui en ont éprouvé les atteintes? Si cette loi est constante dans toutes les maladies, elle l'est particulièrement dans celles qui intéressent le système dermoïde : les érysipèles, par exemple, chez certains individus, reparoissent avec la même régularité que la saison qui les a d'abord vus naître; les fièvres elles-mêmes obéissent à cette loi générale; et parce que la saison qui a d'abord favorisé son développement, ou un séjour dans des lieux humides et marécageux aura provoqué et provoquera peut-être des rechutes, la première attaque en aura-t-elle été moins bien guérie, et le quinquina aura-t-il moins de droits à être regardé comme un spécifique ?

RÉFLEXIONS PRATIQUES

SUR LES

MALADIES DE LA PEAU

APPELÉES *DARTRES*.

Causes principales des maladies de la peau appelées *Dartres*.

Avant de passer aux observations destinées à faire connoître le moyen de guérison que je propose, et les résultats que j'en ai obtenus, je crois devoir faire une énumération succincte des causes qui tendent à influer sur le développement de ces maladies; leur connoissance ne peut être que du plus grand intérêt pour le malade. En effet, il y apprendra tout ce qu'il doit éviter pour ne pas développer chez lui le principe caché de cette maladie, s'il y est prédisposé, ou pour se mettre à l'abri d'une rechute, s'il en a déjà éprouvé les atteintes.

Ces causes peuvent dépendre du sujet lui-même, ou des circonstances accidentelles dans lesquelles il s'est trouvé et se trouve encore. Les causes dépendantes du sujet sont celles qui tiennent à une organisation particulière du système dermoïde, aux affections morbides de quelque viscère abdominal, à la suppression de quelque évacuation périodique, aux ravages que laissent après eux les exanthêmes suivans; tels que la petite-vérole, la rougeole; la gale; aux métastases d'autres maladies, à la dégénérescence du virus siphilitique. Tout le monde s'étonne avec raison du nombre considérable de personnes affectées de cette maladie; mais cet étonnement cessera, si l'on réfléchit que depuis le commencement de la révolution jusqu'à l'époque de la restauration toute la population mâle de la France a été militaire, et par conséquent exposée à toutes les causes capables de donner naissance à ces affections : fatigues excessives, disette totale, ou mauvaise qualité des alimens, irrégularités attachées à la vie militaire, les maladies contagieuses, résultat inévitable de grands rassemblemens.

Les causes extérieures et accidentelles peuvent se réduire à l'influence du climat, le changement subit et l'intempérie des saisons, les erreurs dans le régime ou la manière de se vêtir, les inconvéniens attachés à quelques métiers, l'insalubrité de l'air et des lieux qu'on habite, l'influence des affections morales et débilitantes, telles que la peur, la tristesse, ou toute passion violente et concentrée, ou contrariée dans ses vues, sont une des causes fréquentes de cette maladie; enfin la contagion.

C'est ici l'endroit de dire quelque chose sur le caractère contagieux ou non contagieux des dartres; la frayeur qu'inspire cette maladie est trop générale, la répugnance avec laquelle on évite toute personne qui a le malheur d'en être attaquée, est un sentiment trop pénible pour que je ne saisisse pas avec empressement cette occasion pour calmer au moins les craintes du public, si je ne puis pas les détruire entièrement. Une pratique très-étendue m'autorise à déclarer que le nombre d'exemples du caractère non contagieux de ces affections l'emporte tellement sur celui des cas où on peut regarder la maladie comme ayant été communiquée, qu'il y a infiniment plus de raisons pour être tranquille que pour s'alarmer. Je ne puis cependant pas m'empêcher d'avouer que les épouses de deux malades traités par moi ont elles-mêmes éprouvé une maladie herpétique dont elles m'ont soutenu n'avoir jamais eu aucune atteinte auparavant, et ne devoir qu'à leur cohabitation avec leurs maris. Malgré ces exemples, je n'en suis pas moins porté à croire que cette maladie exige, pour être communiquée, des circonstances si particulières, que l'on doit, en général, en redouter peu les atteintes par la contagion.

De la classification nosologique des maladies de la peau appelées *Dartres*.

En ne me conformant pas entièrement au système nosologique des deux auteurs modernes qui ont le plus contribué à débrouiller le chaos dans lequel étoit plongé le genre des maladies qui nous occupent, je suis bien loin de vouloir en faire la critique, et de prétendre y substituer quelque chose de meilleur. Si je me suis permis quelque changement à l'ordre que l'un et l'autre ont adopté, c'est parce que cette simplification m'a paru convenir davantage à la nature d'un essai, et plus à la portée des lecteurs auxquels ce petit ouvrage est destiné.

En effet, l'un de ces auteurs, M. le docteur Alibert, a établi sept espèces de dartres dont les dénominations sont tirées des traits de ressemblance qu'elles ont avec d'autres affections morbides, ou aux symptômes qui ont coutume de les accompagner. Mais cet auteur fait deux classes de la même maladie, parce que le siége se trouve être différent. Ainsi, suivant lui, quand la maladie herpétique occupe une partie du corps quelconque, elle prend le nom de dartre, et est classée d'après les caractères qu'elle présente; si la tête au contraire est le siége de l'éruption, celle-ci reçoit alors le nom de teigne, dont il a établi cinq espèces classées d'après les caractères qui les distinguent.

Le docteur Bateman, se conformant au système du savant docteur Willain, n'ayant aucun égard au siége de la maladie, établit sept ordres; et sa classification est également basée sur les caractères extérieurs que chaque espèce présente; mais, dans ces sept ordres, cinq seulement appartiennent au genre de maladies dont je veux m'occuper. En effet, il a introduit dans cette classification les maladies éruptives aiguës, dont le derme est à la vérité le siége, mais qui cependant, suivant l'opinion la plus généralement adoptée et sous laquelle je m'empresse de me ranger, ne doivent point entrer dans le cadre de celles qui sont l'objet de mes recherches. Quelques points de ressemblance qu'offrent quelquefois les dartres avec les exanthêmes aigus, tels que la petite-vérole ou la vaccine, ne suffisent pas, à mon avis, pour les faire entrer dans cet arrangement. Le mode de traitement qui se trouve aussi entièrement différent dans les deux espèces d'affections, est encore une raison qui devroit empêcher cette confusion. Si, par l'effet du traitement, on fait sortir les affections dartreuses de l'état de chronicité qui constitue leur marche, cette circonstance accidentelle ne paroît pas devoir suffire pour les faire sortir de leur classe. Autrement, ce seroit vouloir faire l'histoire générale des maladies de la peau, tant aiguës que chroniques; car, par maladies de la peau, on entend plus ordinairement celles de l'espèce chronique.

Si la multiplicité des formes sous lesquelles les maladies de la peau se présentent paroît d'abord imposer la nécessité d'une classification, d'un autre côté l'uniformité du traitement, dans cette grande variété d'affections, semble rendre moins importante une division trop minutieuse. Aussi, dans la classification que je vais adopter, je ne m'arrêterai qu'aux traits tranchans et caractéristiques de chaque affection, laissant à d'autres la description des anneaux intermédiaires qui les unissent ou des différences qui les séparent. Pour me conformer à ce plan, j'établis cinq espèces de dartres :

Première espèce, la dartre furfuracée ou farineuse.

Deuxième espèce, la dartre squammeuse ou écailleuse.

Troisième espèce, la dartre crustacée ou croûteuse.

Quatrième espèce, la dartre vésiculaire.

Cinquième espèce, la dartre tuberculeuse.

Espèce première. — Dartre furfuracée ou farineuse.

Il est naturel de commencer l'histoire d'une maladie par les premiers symptômes qui annoncent sa présence, et par les premiers dérangemens qu'elle occasionne dans l'économie animale, pour la suivre par degrés dans les ravages qu'elle y exerce. Ce n'est pas que cette espèce n'offre souvent autant de gravité et de résistance aux moyens curatifs, que d'autres plus importantes au premier abord; mais cependant elle est avec justice regardée comme la moins funeste. Sa mobilité lui a fait donner le nom de volante, et la forme qu'elle affecte souvent, celui d'arrondie; plus souvent encore elle est uniformément répandue sur de grandes surfaces, dont elle se détache plus ou moins facilement en écailles blanches plus ou moins épaisses. Les personnes blondes, dont la peau trop fine est en général dépourvue d'énergie, sont plus sujettes à cette espèce d'éruption. Son siége principal est sur les parties recouvertes d'aponévroses, tels que la tête, les oreilles, les sourcils, les parties externes des bras et des jambes et le voisinage des articulations. Loin de se borner à ces parties, elle envahit également toutes les autres parties du corps; dans la vieillesse surtout l'atonie de la peau favorise son développement sur les parties génitales des deux sexes, où elle occasionne un prurit insupportable. Souvent la cause en est long-temps ignorée, et des lotions répercussives employées donnent lieu aux accidens les plus graves, tels que fleurs blanches d'une acrimonie toute particulière, engorgemens du col de la matrice, enfin ulcères incurables de cet organe; et, chez les hommes, des écoulemens de la partie interne du prépuce, qui jouent le rôle des gonorrhées les plus virulentes. Les démangeaisons qui accompagnent toutes les affections herpétiques, ne se font pas moins sentir dans celle-ci que dans d'autres; elles sont surtout insupportables lorsqu'elle attaque les yeux, les oreilles et les parties sexuelles. Une insomnie totale en est le triste résultat.

Espèce deuxième. — Dartre squammeuse ou écailleuse.

Dans cette seconde espèce, le virus herpétique excitant dans le tissu cellulaire une inflammation plus profonde, produit bientôt un épaississement de ses lames, qui finissent par se détacher pour laisser à la peau une apparence plus ou moins rouge, et par se reproduire ensuite de nouveau, sans cependant jamais prendre le caractère de croûte. Elle se distingue en sèche ou humide, d'après le suintement ou la sécheresse qui les accompagne, ou en écailleuse centrifuge, ou en lichénoïde, d'après sa manière de s'agrandir du centre à la circonférence, ou sa ressemblance avec ce végétal parasite. Cette éruption, nommée lèpre par d'autres nosologistes, attaque de préférence les parties de la peau les plus voisines des os, telles que les parties externes des bras, les coudes, les genoux : dans les cas d'affections légères, les écailles, toujours orbiculaires, offrent une apparence blanchâtre; dans ceux qui sont plus graves, elles prennent une teinte de couleur d'un gris sale et même livide. Quelques irrégularités dans la nature des écailles, les fissures profondes qui les divisent, une sensibilité plus prononcée dans la peau mise à nu; enfin, un dérangement constitutionnel, établissent quelques variétés dans cette espèce d'éruption. En effet, ces écailles sont quelquefois distinctes et petites, d'autres fois irrégulièrement circonscrites, quelquefois encore confluentes, comme dans la gale des boulangers; enfin, tortueuses et serpentines.

Dans des cas graves et invétérés, cette espèce se répand sur tout le corps; elle se fixe sur les yeux, les lèvres, la paume des mains, les parties sexuelles dans l'un et l'autre sexe. Le cuir chevelu est très-souvent aussi le siége de cette éruption, dans l'enfance et dans la vieillesse, et y présente différentes nuances, souvent même sous le nom de dartre vive ou de lichen féroce. Elle étend ses ravages sur les parties molles et charnues, comme les joues, les lèvres, le nez; ses écailles épaisses offrent, sur les bords, une rougeur vive et pourprée; sa résistance à tous les moyens curatifs lui mérite, à juste titre, le nom de féroce que lui donnent quelques auteurs. La dartre écailleuse exerce encore des ravages plus profonds dans le système dermoïde. En effet, elle épaissit son tissu, le rend dur et corné, pour ainsi dire, en lui faisant prendre la couleur et la rudesse de la peau de chien de mer. Dans cette affection affreuse, qui prend alors le nom d'ichthyose, les plaques sont continues, et couvrent régulièrement des membres entiers, excepté les plis des articulations. Cette maladie, imitant la siphilis dans son influence funeste, n'épargne pas même les membranes muqueuses : la bouche, la gorge, le rectum et le vagin deviennent le siége de ses ravages et d'ulcérations profondes et opiniâtres, comme on en verra un exemple frappant dans une observation.

Espèce troisième. — La dartre crustacée ou croûteuse.

D'après la manière dont se manifeste cette éruption à la première invasion, on seroit tenté de concevoir peu d'alarmes. En effet, un point seul semble d'abord décolorer la peau; mais ces apparences sont bien trompeuses, car cette tache, de la grandeur seulement d'une lentille, prend en peu de temps un accroissement effrayant, et la peau que soulève un suintement abondant et qui semble sortir des couches les plus profondes du tissu cellulaire, donne bientôt naissance à des croûtes qui, par degrés, s'amoncelant les unes sur les autres, forment des masses bosselées et irrégulièrement sillonnées; leur couleur est souvent citronnée, ce qui en a constitué une espèce dite la dartre crustacée flavescente. Dans certains cas les croûtes se groupent à la manière des stalactites ou des sucs lapidiformes que l'on observe dans les grottes souterraines, et cette espèce est appelée stalactiforme, et enfin une troisième en forme de mousse, d'après les traits de ressemblance qu'elle offre avec cette végétation.

Les cas qui se sont présentés à mon observation m'ont fait remarquer que cette espèce d'affection n'est pas aussi désagréable que les autres, sous le rapport des démangeaisons qui sont presque nulles. Elle envahit indifféremment toutes les parties du corps; la figure, les ailes du nez, sont souvent le siége de ces concrétions stalactiformes; le cuir chevelu est également sujet à ses atteintes. J'ai déjà dit que la dartre crustacée faisoit éprouver moins de démangeaisons que les autres espèces; mais cet avantage perd bien de son importance, quand on considère l'opiniâtre résistance de cette maladie à tous les moyens curatifs connus, et les rechutes répétées auxquelles le malade est exposé, sans presque éprouver d'intervalle entre la guérison et la nouvelle attaque. Dans deux cas qui se sont présentés, mon traitement a d'abord eu un succès si prompt et si complet en apparence, que je commençois à me flatter d'avoir, comme dans tant d'autres cas, triomphé d'une maladie auprès de laquelle tant d'autres avoient échoué; mais mon triomphe n'a pas été de longue durée, car peu de temps après la cessation des applications, l'éruption a reparu presque avec sa première intensité. Cependant un des deux malades ayant, pendant un voyage en Suisse, repris, après une interruption assez longue, l'usage de mon traitement, en a retiré tant d'avantage, qu'il m'a écrit pour m'instruire de ce résultat et de la confiance où il étoit d'une guérison complète.

Espèce quatrième. — La dartre vésiculaire.

Je comprendrai dans cette classe deux variétés de cette affection, désignées sous le nom de dartre phlycténoïde et de dartre érythémoïde. Quelles que soient les différences qu'elles offrent, leur marche, les phénomènes qui les accompagnent présentent trop de rapports pour ne pas les réunir sous une même dénomination.

Dans cette espèce d'éruption, comme dans celles dont je me suis occupé jusqu'ici, ou les vésicules sont répandues sur tout le corps, et en se confondant, lui font prendre le nom de confluente, ou, se bornant à quelques parties, telles que les reins, et seulement d'un côté, lui font recevoir le nom de zône, et, en terme vulgaire, celui de feu de Saint-Antoine, à cause des traits de ressemblance qu'elle a avec les érysipèles. Ces espèces d'affections, d'après la marche aiguë qu'elles suivent quelquefois, sembleroient devoir être exclues du cadre des maladies dont je me suis proposé de m'occuper; mais comme souvent aussi elles prennent une marche irrégulière et chronique, et durent, dans certains cas, autant de mois que de jours dans d'autres, je vais tâcher d'en faire l'histoire aussi succinctement que possible.

Cette maladie attaque les sujets foibles chez lesquels il existe quelque dérangement constitutionnel; aussi sa première invasion est-elle toujours accompagnée d'une fièvre aiguë qui dure deux ou trois jours. Les vésicules sont tantôt semblables aux morsures d'insectes, telles que celles de punaises, tantôt imitent les ampoules formées par l'eau bouillante, tantôt enfin elles offrent l'apparence de piqûres d'orties.

Ces vésicules, quelles que soient leurs formes, contiennent un fluide ichoreux plus ou moins foncé, sont accompagnées d'une sensation de picotement ou de fourmillement. La marche des vésicules a cela de particulier, qu'elles ne se montrent point simultanément, mais se succèdent les unes aux autres. Leur exsiccation s'opère également d'une manière progressive; la sérosité qui les remplit acquiert quelquefois une telle densité qu'elle ne s'échappe pas facilement par une petite ouverture. Quand la dessiccation a lieu, il se forme alors une croûte jaune et même noirâtre, qui en tombant laisse la peau d'un rouge très-foncé, et d'une irritabilité considérable.

Les parties internes recouvertes de la membrane muqueuse, sont, comme il arrive pour les autres éruptions cutanées, sujettes aux atteintes de celle qui nous occupe. Elle est également susceptible de se confondre avec d'autres maladies qui tiennent de la dégénérescence des fluides, telles que le scorbut; et, dans ces cas de complication, le système général est tellement frappé d'atonie, que les vésicules font place à des ulcères livides dont la sécrétion purulente épuise bientôt le sujet.

ESPÈCE CINQUIÈME. — La dartre tuberculeuse.

Si l'énumération des affections herpétiques qui précèdent nous a fourni une occasion trop légitime de gémir sur le triste sort de l'humanité, surtout quand on vient à considérer l'insuffisance des moyens curatifs, de quelle horreur, de quel désespoir n'a-t-on pas lieu d'être saisi au tableau déchirant que nous présente cette dernière classe ? Dans les affections précédentes, le système dermoïde a été tourmenté, sa couleur altérée ; mais dans celle dont je vais m'occuper, son tissu tantôt labouré d'ulcères profonds, tantôt dévoré par une sécrétion corrosive, tantôt enfin tuméfié par un fluide désorganisateur, fera perdre à l'espèce humaine l'empreinte de sa dignité, pour la confondre avec les animaux dont cette affreuse maladie lui fait prendre les traits.

La classe des maladies tuberculeuses comprend l'acné, dont l'expérience offre une variété assez considérable ; mais nous nous bornerons à citer les espèces principales qui peuvent se réduire à celle-ci ; savoir : l'acné simplex, punctata, indurata, rosacea, ou la couperose et le sycosis du menton appelé par d'autres la dartre pustuleuse, mentagra.

Cette éruption, qui attaque de préférence le front, le nez, les pommettes et le menton, a une marche d'une lenteur toute particulière. Son irrégularité n'est pas moins remarquable. En effet, l'apparition des boutons est tellement alternante, que sur la même figure on en peut observer dans leur commencement, d'autres dans leur développement complet, d'autres enfin sur leur déclin, c'est-à-dire réduits en une croûte, manière ordinaire de se terminer dans cette maladie.

La démangeaison dont cette espèce d'éruption est accompagnée, est une des souffrances les plus insupportables que l'on puisse imaginer, la nuit surtout où la chaleur du lit détermine le sang à se porter à la partie affectée. Ceux qui ont éprouvé l'atteinte de cette maladie, reconnoîtront facilement la vérité de ce que j'avance ; les autres pourront s'en convaincre dans les observations qui se trouveront par la suite. Toutes les espèces ne font cependant pas éprouver un sentiment aussi douloureux. Ce genre d'éruption se manifeste surtout sur les personnes chez lesquelles il existe une prédominance prononcée du système sanguin. Les personnes, au contraire, d'un tempérament bilieux, sont sujettes à l'espèce nommée acné indurata : c'est de là qu'on donne à ces boutons ou pustules le nom de boutons hépatiques.

Les causes qui peuvent ou donner naissance à cette maladie, ou en développer une prédisposition cachée, se réduiront donc aux suivantes : d'abord tout ce qui agit immédiatement sur le système vasculaire, comme l'abus du vin, des liqueurs fortes, un dérangement dans les fonctions de l'estomac, des boissons glacées, prises imprudemment après un exercice violent dans un lieu où la température est très-élevée; souvent cependant cette maladie se rencontre chez des personnes qui ne sont nullement coupables des causes excitantes dont je viens de parler : il faut alors l'attribuer à une prédisposition héréditaire, à une foiblesse du tissu de la peau, dont la résistance n'est point en rapport avec la force impulsive des vaisseaux sanguins sur la figure, où toutes les passions de l'âme, en s'y peignant, déterminent une irritation particulière.

Je passe enfin à l'espèce de maladie la plus

formidable de toutes celles dont je me suis occupé jusqu'à ce moment, je veux dire le lupus, ou, d'après d'autres auteurs, la dartre scrophuleuse rongeante. Elle attaque ordinairement la face, de préférence à toute autre partie du corps; cependant ce n'est pas toujours la marche uniforme qu'elle suit : elle affecte particulièrement la forme circulaire, attaque tous les tissus de la peau, ne respecte pas même les parties cartilagineuses. La douleur que fait éprouver cette espèce d'éruption n'est point du tout en rapport avec les ravages qu'elle exerce : une sensation de cuisson brûlante constitue la plus grande partie de la souffrance qui l'accompagne. Si la maladie cède à quelque remède, ce que j'ai rarement vu arriver, si ce n'est à celui que je propose, les cicatrices sont profondes, et laissent sur la peau les traces d'une difformité ineffaçable. Comme dans toutes les autres maladies de la peau, le système général semble ne souffrir en rien de cette affection; si néanmoins elle est compliquée d'une diattuse scorbutique, cette malheureuse complication donnera naissance à de nouveaux accidens; il en sera de même s'il y existe quelque levain siphilitique.

L'éléphantiasis n'étant pas une maladie de nos climats, je me bornerai à dire quelques mots sur plusieurs points de ressemblance qui rattachent à cette maladie certaines éruptions de l'espèce écailleuse. Ces points de ressemblance ne se rencontrent même que dans des cas d'une gravité toute particulière, et se font remarquer dans le gonflement des lobes de l'oreille, dans les gerçures profondes dont est sillonné le système dermoïde qui, soulevé par une tuméfaction fort étendue, forme des plaques d'une dimension à recouvrir des membres entiers, excepté les plis des articulations; mais une sensibilité très-grande, qui subsiste toujours dans le membre, et un gonflement bien éloigné de l'enflure œdémateuse de l'éléphantiasis, établiront toujours une très-grande différence entre ces deux affections.

J'ai tâché, dans la classification qui précède, d'être aussi concis et aussi clair que possible; quoiqu'elle soit loin de contenir toutes les variétés qu'offre la pratique, elle présente la description des principales espèces, et par là le malade sera à portée de se mettre en rapport avec moi par correspondance, choses bien essentielles pour ceux que l'éloignement et les circonstances privent de la possibilité de venir consulter à Paris. Les observations dont cet ouvrage est accompagné, fournissent encore une occasion de reconnoître et de classer d'une manière plus précise l'espèce d'éruption dont on peut être attaqué. Ce double rapprochement des symptômes que l'on peut éprouver, ne doit plus laisser aucune difficulté au consultant pour faire connoître son état, et obtenir les secours convenables au cas dans lequel il se trouve, et dont l'ouvrage lui aura sans doute fourni quelque objet de comparaison.

Doit-on guérir les dartres ?

Avant de passer aux diverses matières dont je me propose de m'occuper dans le cours de cet ouvrage, je crois devoir résoudre une question de la plus haute importance, puisque la solution tend à détruire un préjugé consacré par le temps, et à calmer les craintes assez bien fondées, au premier abord, que l'on a de troubler par cette guérison la marche de la nature qui, par une espèce d'effort critique, cherche à débarrasser la constitution d'un principe funeste à l'économie animale. En effet, les résultats de prétendues guérisons, qui ne sont que de véritables métastases ou répercussions, sinon toujours mortelles, au moins constamment suivies d'un grand dérangement dans la santé, sont bien propres à faire regarder toute éruption, comme un émonctoire naturel qu'il faut respecter. Dans cette hypothèse, une médecine perturbatrice qui voudroit comprimer cet effort et détruire ce moyen de salut, mériteroit les plus justes reproches, et je n'hésiterois pas à me déclarer contre toute espèce de traitement qui tendroit à contrarier la nature, au lieu de seconder ses efforts conservateurs. Par conséquent je pose pour principe fondamental, que tout remède pour être bon, tout traitement pour mériter d'être employé, doit invariablement opérer de manière à favoriser l'issue du principe herpétique, au lieu d'en pallier momentanément les accidens pour les voir reparoître bientôt avec plus d'intensité que jamais, ou porter à la santé générale une atteinte dont rien ne peut réparer les suites.

Je déclare donc ici que ce traitement, loin de faire rentrer les éruptions cutanées, détermine au contraire, toujours au dehors, les plus anciennes et les plus invétérées, et c'est cet effet constant et régulier, c'est cette qualité essentielle et qui ne permet pas le moindre doute, qui me l'a fait adopter et qui me détermine à le proposer.

En voulant pleinement rassurer les craintes que des personnes timides peuvent avoir sur les dangers d'une guérison dans les maladies de la peau, craintes qui ne sont motivées que par une pratique que je réprouve, que ne puis-je frapper d'une juste terreur celles qui, victimes de la mode et de la coquetterie, ont constamment recours à l'usage de cosmétiques meurtriers, et qui par là portent les atteintes les plus funestes à leur santé, compromettent même souvent leur existence! car je ne doute pas que la rétropulsion de boutons sur la figure, par toutes les lotions astringentes qui se débitent chez nos parfumeurs, ne soit la cause première des phthisies pulmonaires qui envoient, par une mort prématurée, tant de femmes au tombeau.

Après avoir établi, je crois, d'une manière concluante, la nécessité de procéder à la guérison des maladies de la peau, par une méthode qui ne puisse en aucune manière compromettre la constitution générale, il me semble superflu d'insister davantage sur l'importance de recourir promptement aux moyens convenables pour l'opérer. D'abord un délai trop longtemps prolongé ne fait qu'ajouter à la difficulté de la guérison. Dans les cas graves, l'exfoliation générale de la peau, les insomnies que causent les démangeaisons, l'agacement perpétuel du système nerveux, finissent par miner la plus forte constitution, et conduire à une terminaison fatale. Quand même les conséquences ne seroient pas aussi funestes, il sembleroit que les ravages que font sur la peau ces affreuses maladies, la difformité qui les accompagne ou leur succède, surtout quand la figure en est le siège; ces démangeaisons inouïes qui font un supplice des momens les plus doux, et destinés par la nature à la réparation des forces : tout devroit, ce me semble, contribuer à décider un malade à se délivrer d'un pareil fléau, surtout quand on lui garantit l'absence de tout danger. Ce parti est d'autant plus indispensable qu'on ne peut assigner les limites dans lesquelles se renfermera une éruption qui, si on n'en arrête les progrès, envahit bientôt toutes les parties du corps, et devient rebelle aux remèdes en proportion de son degré d'intensité et de sa durée.

Sur le siége des maladies de la peau appelées dartres.

Avant de m'engager plus avant dans mon sujet, il m'a paru indispensable de discuter une question sur laquelle il y a eu long-temps diverses opinions, et sur laquelle il me paroît de la plus grande importance d'avoir des idées fixes et positives. En effet, ce n'est point là une de ces recherches oiseuses dont le résultat ne doit que satisfaire une vaine curiosité. Comme l'opinion de chaque praticien doit nécessairement influer sur le mode de traitement qu'il emploie, il est dans les intérêts du malade et du médecin que cette opinion soit fondée sur une base solide et non hypothétique. Les partisans de la médecine humorale ont toujours vu jusqu'ici, et voient peut-être encore la cause de toutes les maladies dans la dégénérescence des fluides. Ils ne manquent pas par conséquent de rapporter à ce principe général la cause des maladies de la peau. Dans cette hypothèse, des torrens de tisanes, décorées du nom pompeux de substances altérantes dépuratives du sang, ont été versés dans l'estomac pour opérer le grand œuvre d'une régénération universelle.

Il est superflu de mentionner que le résultat d'une semblable pratique est le plus communément de laisser la maladie au même point, mais non sans avoir détérioré les forces digestives de l'estomac, et porté une atteinte funeste à toute la constitution. Les progrès qu'ont faits les connoissances physiologiques, ont déterminé les personnes éclairées à rejeter depuis long-temps ces notions surannées qui, faisant prendre l'effet pour la cause, avoient introduit une thérapeutique aussi compliquée qu'inefficace. Une connoissance plus profonde de l'économie animale a fait rapporter ces maladies, comme bien d'autres, au dérangement organique du système qui en est le siége. En avançant que chaque système est sujet à des affections propres à son mode d'organisation, et au genre de fonctions qu'il est destiné à remplir, je suis bien loin de prétendre révoquer en doute les rapports de sympathie qui existent entre tous ces systèmes, et isoler des fonctions entre lesquelles il existe une dépendance réciproque et incontestable. L'expérience journalière démontre d'une manière trop frappante l'existence de cette dépendance dans toutes les affections morbifiques auxquelles est sujette l'économie animale. En effet, qui n'a pas observé que si les fonctions assimilatrices de l'estomac sont dérangées, aussitôt le système dermoïde en ressent les effets, et que réciproquement, si le système dermoïde reçoit quelque atteinte nuisible à son économie, la constitution générale ressent bientôt l'effet du dérangement local ?

Ainsi la dépendance mutuelle où sont tous les systèmes divers de l'économie est bien prouvée; mais en outre ils sont sujets, comme je l'ai déjà dit, à des maladies particulières à leur mode d'organisation et au genre de leurs fonctions. Ainsi l'appareil respiratoire, l'organe sécréteur de la bile, les glandes ont leurs maladies particulières, de même le système dermoïde est le siége des maladies qui nous occupent. Centre de communication entre les capillaires artériels et les absorbans, c'est dans son tissu que s'exécute l'importante fonction de la transpiration. Doué d'une sensibilité exquise par le développement des houpes nerveuses qui établissent ses relations avec les objets extérieurs, également sujet à ressentir les effets des émotions morales, à quelle foule de dérangemens ne doit pas être exposé un organe aussi compliqué? D'après cette complication, je ne balance pas à dire que de toutes les maladies qui attaquent l'économie animale, les trois quarts et demi sont dus à un dérangement dans ses fonctions. On ne doit plus, d'après cela, s'étonner si les maladies de la peau sont si multipliées, et si leurs nombreuses complications doivent en rendre la guérison difficile.

Il est encore une cause d'erreur sur le

siége des maladies appelées dartres, contre laquelle je dois mettre en garde tout lecteur qui n'est pas médecin : erreur d'autant plus excusable que toutes les apparences tendent à la justifier. Je veux parler du phénomène des métastases, des éruptions cutanées. En effet, sans une connoissance du système lymphatique, ce réseau merveilleux, qui, après avoir formé une enveloppe sur toute la surface du corps, pénètre dans toutes les cavités, en se croisant, s'entrelaçant, s'anastomosant, établit un moyen immédiat de communication entre les parties les plus éloignées du corps, charrie d'une partie dans une autre, les humeurs dont un nouveau mode de stimulus le pénètre, sans que la circulation du sang participe en rien à cette opération : qui ne seroit tenté, sans cette connoissance, d'attribuer à la circulation générale un phénomène aussi étonnant qu'il est bien constaté?

Je crois avoir démontré d'une manière aussi claire que possible, que les lymphatiques de la peau sont le siége des maladies dartreuses; je crois aussi avoir expliqué le phénomène des répercussions et des métastases, en l'attribuant aux moyens de communication qui existent entre les diverses parties de ce système, il ne me sera pas difficile de convaincre mon lecteur des avantages précieux que présente un genre de traitement propre à agir exclusivement sur ce même système, et qui, obéissant à la même loi générale, ne peut manquer, sur quelque surface qu'il soit appliqué, d'en parcourir toutes les ramifications les plus fines. Ce mode d'introduire le remède dans la constitution, sans fatiguer ni l'estomac ni les intestins, comme il arrive dans d'autres cas, ne peut manquer de mériter une préférence décidée. On ensera encore plus convaincu quand nous viendrons à examiner ses effets d'une manière plus particulière; mais, avant d'en venir à cet examen, je vais, comme je l'ai annoncé, jeter un coup d'œil rapide sur les moyens curatifs le plus communément employés.

Considérations sur les méthodes de traitement employées jusqu'à ce jour pour la guérison des dartres.

Les remèdes auxquels la pratique généralement adoptée a le plus ordinairement recours, se divisent en remèdes internes et en remèdes externes. Entre les remèdes internes sont compris tous ceux qui sont connus pour exercer une grande influence sur les exhalans, et provoquer des sueurs abondantes. Le règne végétal en fournit un grand nombre. Les plus renommés sont : le sassafras, le gayac, la salsepareille, le méséréon, plusieurs racines amères, l'écorce de l'orme pyramidal, la douce-amère, la fleur de pensée sauvage, etc. Ceux que fournit le règne minéral, et propres à remplir la même indication, peuvent se réduire à plusieurs préparations d'antimoine, de mercure et même d'arsenic; le soufre, soit en substance et pur, soit dans un état de combinaison ou de solution dans une foule d'eaux minérales trop connues pour en donner le détail.

Parmi les remèdes externes, les bains doivent incontestablement tenir le premier rang. La pratique moderne en a introduit une nombreuse variété, tels que les bains de vapeur, soit aqueuse, sulfureuse ou alcaline; l'art a même cherché à leur donner une nouvelle vertu, par la manière de les administrer. En effet, une chute de ces eaux, d'une hauteur plus ou moins élevée, tantôt en arrosoir, tantôt en douches plus ou moins fortes, a produit des effets salutaires.

Les lotions préparées avec divers oxides métalliques, tels que les oxides de mercure, de zinc, de bismuth, jouent encore un grand rôle dans les remèdes externes. Ces mêmes substances metalliques sont incorporées dans des cérats, des pommades qui souvent, à la vérité, paroissent opérer des guérisons rapides, mais dont l'emploi donne plus souvent lieu aux accidens les plus graves, par la rétropulsion qui en est la suite.

L'immortel Ambroise Paré avoit déjà reconnu la nécessité de changer le mode d'action des vaisseaux sécréteurs de la partie affectée, et, dans cette intention, avoit eu recours à l'emploi répété de vésicatoires qui avoient enfin triomphé d'une affection qui avoit resisté à tous les moyens employés jusqu'alors. Les médecins ont su mettre à profit cette précieuse leçon; et, plus hardis et plus entreprenans, et toujours dans les mêmes vues, ils ont eu recours, soit aux lotions corrosives avec l'acide muriatique plus ou moins étendu, soit à l'application réitérée de la pierre infernale. On a même employé les escarotiques violens, tels que le topique de Pluncket, celui de Rousseau, dont l'usage avoit été borné, dans l'origine, aux maladies cancéreuses.

Quant aux résultats de ces diverses méthodes de traitement, je vais rendre compte de ce que j'ai pu recueillir, avec toute l'impartialité qui sied à un homme ami de la vérité et des sciences exactes. Avancer que ces moyens curatifs n'opèrent aucune guérison, seroit réclamer pour mon traitement un mérite exclusif, auquel je suis bien loin de prétendre. Cependant, d'après la déclaration des nombreux malades que je vois tous les jours, je suis autorisé à dire que, si des affections légères ont quelquefois cédé aux moyens que je viens d'énumérer, le nombre de celles qui leur ont résisté est infiniment plus considérable : car, de tous les malades qui s'adressent à moi, et je puis dire avec vérité que j'en vois un grand nombre, il n'en est pas un qui n'ait auparavant, pendant des mois et même des années, épuisé tous les moyens curatifs, soit dans la pratique particulière, soit à l'hospice Saint-Louis. Cependant, les talens et le zèle des médecins de cet intéressant établissement, les soins méthodiques avec lesquels tous les secours y sont administrés, sont bien faits pour leur assurer tout le succès dont ils sont susceptibles.

Dans le nombre des moyens que l'on y adopte, et dont l'usage a été introduit dans la pratique particulière, je ne puis m'empêcher d'en signaler un, dont l'emploi excite, chez les femmes surtout, le ressentiment le plus vif. Je veux parler des lotions ou applications corrosives. La douleur qu'elles occasionnent, quoique cruelle, d'après le rapport que plusieurs personnes m'ont fait, n'eût produit qu'une impression passagère, si, dans la guérison, on eût trouvé le dédommagement auquel on s'attendoit; mais, quand à ces douleurs affreuses et à ces cicatrices, source d'interprétations cruelles pour l'amour-propre, se joint encore le regret d'une souffrance infructueuse, un procédé plus doux ne peut manquer de mériter la préférence, surtout quand on saura que loin de causer aucune douleur, il calme au contraire les démangeaisons et les cuissons qui peuvent exister, et qu'au précieux avantage de ne laisser aucune cicatrice, il réunit encore celui d'un succès généralement certain.

De l'application du traitement par absorption cutanée.

Toutes les indications à remplir peuvent se réduire à deux principales : débarrasser le système lymphatique général du virus herpétique, et corriger le mode vicieux de sécrétion de la partie affectée. Je vais tâcher de démontrer que ces deux indications sont remplies par le traitement indiqué ci-dessus. Je suppose d'abord le malade à l'abri de toutes les causes excitantes décrites dans un autre endroit, et placé sous tous les rapports dans les circonstances les plus favorables à l'action du remède. Dans cet état de choses, si le sujet, par sa jeunesse ou sa constitution, annonçoit une pléthore sanguine, il sera à propos de procéder par une bonne saignée du bras. S'il se présentoit au contraire des symptômes d'un embarras gastrique, un vomitif, suivi d'une purgation, dissipera cette complication qui pourroit contrarier la marche du traitement.

Quand le malade a été ainsi préparé, on lui applique sur le dos un emplâtre d'une dimension relative à son âge et à sa force, sur lequel ont été étendues les substances médicamenteuses qui constituent le remède, et dont la combinaison est propre à agir à la fois sur les vaisseaux lymphatiques, les glandes, les exhalans et les absorbans, à ranimer leurs sécrétions, à chasser par tous les émonctoires le principe herpétique, et à répandre une nouvelle vie dans toute l'économie. Sitôt que les circonstances le permettent, outre cette application dont l'effet est destiné à être général, on en doit faire une autre chargée des mêmes substances sur la partie affectée, pour y remplir le but que l'on se propose dans l'usage des vésicatoires, des lotions corrosives, c'est-à-dire de changer le mode d'action des vaisseaux sécréteurs de la partie. Les applications qui recouvrent ces surfaces, en maintenant la peau dans une espèce de bain de vapeur, facilitent l'absorption des substances médicinales qui les garnissent. Sitôt que cette absorption s'établit, ce qui est plus ou moins long, suivant la température de l'air, l'irritabilité du sujet, l'effet du remède se manifeste par une éruption considérable de boutons qui suivent une marche rapide dans leur développement, leur suppuration, et dont le renouvellement et la durée sont proportionnés à la gravité et à l'ancienneté de la maladie. Cet effet, que je viens de décrire, a presque régulièrement lieu pour le dos. Il n'en est pas ainsi pour les applications locales dans lesquelles il varie beaucoup. En effet, il y a souvent un suintement considérable; d'autres fois, une simple exfoliation des parties malades qui se guérisent graduellement, et sans aucun des grands accidens auxquels on s'attend. De l'absence de ces grands effets, il ne faut pas conclure que le remède est sans efficacité. L'éruption ne se renferme pas toujours dans les limites de l'application; elle envahit souvent tout le corps; mais il ne faut pas s'effrayer de ce symptôme, qui n'est que passager. Les applications doivent se renouveler, et être continuées tant que la partie présente un suintement, ou que la peau ne présente pas une apparence saine. On les continueroit même quand la maladie est entièrement terminée, qu'il n'en résulteroit pas le plus petit inconvénient, le remède n'ayant plus aucune action sur une partie saine.

Si on a quelquefois à se plaindre d'une prétendue inertie du remède, je dois prévenir que plus souvent une irritabilité plus ou moins grande de la peau donne lieu à des accidens alarmans en apparence, tels qu'une enflure considérable de la partie, une éruption de cloches remplies d'une sérosité abondante et accompagnées d'une assez forte inflammation. Mais ces symptômes ne sont jamais de longue durée, et n'entraînent aucune espèce de danger. J'ai déjà annoncé que ce moyen curatif, loin de laisser après lui aucune cicatrice, possédoit l'inestimable avantage d'éclaircir et d'améliorer le teint de la peau. On sent aisément l'importance de cette manière d'agir, surtout quand la figure, comme il arrive trop souvent, se trouve être le siége de la maladie. Combien de personnes ai-je entendues exprimer les plus vifs regrets de n'avoir pas eu d'abord recours à ce mode de traitement, qui leur eût épargné bien des souffrances, et une difformité ineffaçable!

Comme dans les observations ci-jointes on aura l'occasion de remarquer les différentes manières d'agir du remède, je me dispenserai d'entrer ici dans de plus grands détails. J'ai déjà fait observer que l'effet de ces applications étoit de déterminer du centre à la circonférence, tout le principe caché dans le système lymphatique, et de là, exerçant sur toute la constitution une influence pernicieuse, il ne sera pas difficile de conclure de cette manière d'agir, l'utilité dont peut être ce remède dans toute espèce de répercussion, quand même il ne seroit pas question de maladies cutanées. Quelques observations frappantes prouveront le succès dont son emploi a été suivi dans ces sortes de cas.

Tout en déplorant les souffrances qu'occasionnent plusieurs des moyens curatifs les plus suivis, je suis bien loin de revendiquer pour le mien le privilége exclusif d'opérer une guérison sans aucune espèce d'inconvénient ou de malaise. La médecine offre peu de ressources qui soient entièrement exemptes de désagrément : je préviens donc le malade que ce remède excite souvent des démangeaisons violentes, quelquefois même un mouvement fébrile, et cette agitation qui précède les grandes éruptions. Cet état, tout pénible qu'il peut être, est cependant encore, du rapport de tous, préférable aux démangeaisons de la maladie même, puisque celles que le remède occasionne ne sont pas toujours très-fortes, et dans tous les cas ne sont que passagères. Il est encore un point sur lequel je crois très-important de rassurer le malade, je veux dire sur l'absence de tout danger, quelque alarmans que puissent être les symptômes qui se manifestent dans des cas à la vérité fort rares, mais qui pourtant pourroient se présenter, et sur lesquels je crois nécessaire de tranquilliser d'avance une imagination prompte à s'effrayer.

Mon lecteur est sans doute étonné de ce que jusqu'à présent je n'ai aucunement parlé de bains, moyen regardé comme héroïque et universellement adopté. Loin de les recommander, j'en interdis l'usage pendant le traitement, à moins que quelque circonstance particulière ne me fasse déroger à cette règle. Pour diminuer l'étonnement que doit naturellement exciter une défense semblable, et obtenir une obéissance plus facile en la motivant, il me suffira de faire connoître au malade que les parties constituantes du remède étant de la plus grande volatilité, qualité nécessaire pour les rendre pénétrantes, elles s'échapperoient infailliblement par les exhalans de la peau relâchée par les bains, et cela souvent sans avoir détruit le principe herpétique. L'introduction et le séjour des substances médicamenteuses dans le système, étant une condition indispensable pour opérer la guérison, tout ce qui en favoriseroit trop la prompte issue, soit par les sudorifiquées ou les purgatifs, ou les bains, contrarieroit et peut-être détruiroit entièrement son effet.

Le temps qu'exige un traitement pour opérer une guérison complète, est un point trop intéressant pour celui qui souffre, pour ne pas en parler. On sent bien d'avance qu'on ne peut absolument assigner un terme précis à une guérison qui dépend de la gravité, de l'ancienneté et des complications accidentelles de l'affection; mais, prenant un terme moyen, je crois pouvoir, d'après mon expérience journalière, avancer que trois ou quatre mois suffisent en général. Dès le premier mois le malade éprouve déjà une grande amélioration dans son état; mais il ne faut pas se laisser séduire par ce mieux rapide, pour se relâcher d'une constance nécessaire au succès complet;

tout au reste contribue à l'inspirer au malade quand il voit un avancement progressif vers la guérison, et un calme général succéder au tourment affreux propre à ces maladies.

Tant de personnes se sont accordées à exprimer un étonnement mêlé de regrets, de ce que je n'avois pas rendu public un mode de traitement dont je viens de faire tant d'éloges, et dont j'ai retiré tant d'avantages, que je me crois obligé de rendre compte des motifs qui ont dirigé et dirigent encore ma conduite. C'est d'ailleurs un devoir qu'impose à ma reconnoissance l'accueil favorable que le public a bien voulu accorder à deux éditions de cet ouvrage. Je vais tâcher de le remplir le mieux qu'il me sera possible. Je commence par prévenir mes lecteurs que l'on a une idée bien fausse de mon traitement, si l'on s'imagine que, comme tant d'autres, il se borne à un remède qui peut se débiter, et que l'on peut l'administrer soi-même avec les plus légères instructions. Loin de ressembler à une foule de prétendus spécifiques que l'on offre tous les jours à la crédulité du peuple, cette méthode de traitement consiste en un ensemble de moyens curatifs, dont la combinaison modifiée par les circonstances, doit conduire à l'heureux résultat d'une guérison.

Il y a bien à la vérité un remède principal qui fait la base des moyens employés extérieurement ; mais ce remède est sujet à subir les modifications et les changemens rendus nécessaires par les indications qui se représentent, souvent même de remède principal dans une circonstance, il ne devient qu'accessoire dans une autre ; souvent encore il est nécessaire que son emploi soit précédé par d'autres remèdes pour préparer ses effets. D'autres fois enfin, pour obtenir une guérison complète et prévenir les rechutes, il est indispensable d'avoir recours à d'autres moyens et à des substances d'un effet tout opposé. D'après ces circonstances comment rendre publique une composition sujette à des variations fréquentes, et dont le succès dépend de tant de moyens accessoires dont l'œil de l'expérience peut seul apprécier la convenance, et déterminer le choix? Ce n'est point à titre de remède secret que je conserve sur sa composition un mystère qui n'existe aucunement pour mes confrères; mais c'est que pour d'autres, la connoissance en seroit pour le moins inutile.

Outre ces raisons prises dans la nature du sujet, il en est encore dont un public éclairé sentira toute la force, et qui justifieront pleinement, je l'espère, le silence que je garde sur les particularités de ce même traitement. Je veux parler ici de l'empire des préjugés : je ne doute pas que parmi mes lecteurs il ne s'en trouve un grand nombre à qui une éducation soignée en a fait, depuis long-temps, secouer le joug avilissant; mais il peut aussi s'en trouver dont l'esprit soit encore imbu de préventions sanctionnées par le temps et l'habitude. Quel est le médecin qui n'a des occasions fréquentes de reconnoître la vérité de cette assertion, dans l'opiniâtreté avec laquelle les préjugés populaires font rejeter certains médicamens, et en font adopter d'autres, sans qu'il y ait plus de motifs raisonnables pour l'exclusion des uns que pour la préférence accordée aux autres? Que produiroit chez de tels juges une connoissance des médicamens que le médecin croit nécessaires, si ce n'est une indocilité qui gêneroit le praticien dans les moyens qu'il croiroit devoir employer, et pourroit même être funeste au malade?

C'est la crainte de cette même opposition qui m'a fait prendre le parti de ne pas donner à mon traitement une entière publicité. Je conçois bien qu'au premier abord elle sembleroit être dans les intérêts de l'humanité; mais on sera bientôt convaincu du contraire, quand on réfléchira aux raisons que je viens d'exposer, et quand, pénétrant dans l'avenir, on pensera aux abus auxquels une telle publicité pourroit donner lieu. En effet, ce remède mis à la discrétion du public, même avec les instructions les plus précises, quelle garantie a-t-on qu'une application intempestive, en le faisant échouer ou même tourner au détriment du malade, ne jettera pas sur lui une injuste défaveur?

En lui faisant attribuer des accidens qui n'auroient été que le résultat de l'ignorance ou de la témérité, tout le monde sentira sans doute, avec moi, toute l'importance de ne pas confier à l'inexpérience des moyens curatifs, dont l'énergie même, mal dirigée, pourroit devenir dangereuse à ceux qui y cherchoient une guérison assurée, et qu'ils n'auroient pas manqué d'y trouver en étant sous la direction de l'expérience.

Conduite à tenir par le malade pendant le traitement.

Si toute personne qui désire conserver sa santé dans un état parfait est souvent forcée de faire le sacrifice de beaucoup des mets délicats que le luxe entasse sur nos tables, cette surveillance, dans le régime, devient encore bien plus urgente pour celui qui est ou a été attaqué de maladies de la peau. L'influence qu'ont sur cet organe certaines substances, tels que les coquillages, l'usage habituel du poisson, les viandes lourdes et indigestes du porc, surtout quand il est salé, prouve la nécessité de s'en abstenir autant que possible. Quant aux autres articles qui doivent constituer la nourriture d'un malade, le choix en est indifférent; mais il n'en est pas de même sur la manière de les accommoder, qui doit être la plus simple possible. Par conséquent, il faut bannir tous les mets de haut goût, comme trop stimulans. Il est également à propos d'être très-modéré dans l'usage du vin, surtout du vin pur; pour les liqueurs spiritueuses, on doit sentir la nécessité de s'en abstenir. Si une longue habitude ne rend pas le café presque indispensable, comme je l'ai éprouvé quelquefois, on fera bien d'y renoncer. Tous les légumes et tous les fruits cuits peuvent être permis à discrétion. Les personnes qui aiment et digèrent bien le lait, peuvent avec avantage en faire leur nourriture principale; mais il ne convient pas aux tempéramens lymphatiques.

Le vêtement, chez les personnes sujettes aux maladies de la peau, est d'une importance toute particulière. Si l'on veut prévenir les suites des changemens subits de température, et s'isoler en quelque sorte de l'atmosphère environnante, la laine, appliquée immédiatement sur la peau, est le meilleur moyen pour atteindre ce but. Si la chaleur est importante en tout temps, dans des cas semblables, elle est tout-à-fait indispensable pendant un traitement. En effet, tous les remèdes employés tendent à obtenir par les pores une crise salutaire. Il est facile de sentir qu'une partie, en étant frappée d'un froid subit, deviendroit un point d'irritation qui, en troublant et interrompant l'égale division du remède, conduiroit à des accidens plus ou moins graves. Il est à la vérité facile de s'en rendre maître; mais il vaut mieux le prévenir entièrement.

Le traitement, comme je l'ai annoncé, ne gêne nullement le malade dans ses exercices ou ses occupations, pourvu cependant que l'un ou l'autre n'entraîne point avec lui une exposition longue au froid ou à l'humidité, et surtout à des transitions subites de l'un à l'autre. Si ces transitions sont en tout temps accompagnées de dangers, c'est surtout pendant l'opération des remèdes employés dans la circonstance. Je ne puis indiquer ici tous les médicamens accessoires que j'emploie, puisque la nature du cas peut seule en indiquer le choix; mais les principaux sont les sudorifiques, les altérans, quand la saison ou une température froide gênent ou arrêtent entièrement la transpiration cutanée; quelques laxatifs, s'il survient constipation ou embarras abdominal; comme remèdes locaux, des cérats ou lotions astringentes, pour rendre au tissu de la peau un ressort qu'elle a perdu par la longueur de la maladie, constituent à peu près les moyens nécessaires que j'emploie.

OBSERVATIONS SUR LES MALADIES DE LA PEAU APPELÉES DARTRES, TRAITÉES PAR LA MÉTHODE DU TRAITEMENT PAR ABSORPTION CUTANÉE.

Première observation relative à la première espèce, dite dartre furfuracée ou farineuse, occupant la tête, sous forme de teigne dite farineuse.

Mlle P*** fut, dès l'âge de six mois, et chez sa nourrice, attaquée d'une éruption herpétique sur la tête et sur les yeux où il se manifesta un gonflement considérable. On ne peut en rapporter la cause, ni aux parens qui jouissent l'un et l'autre d'une santé parfaite, ni à la nourrice à laquelle on n'a pas cru pouvoir avec justice adresser aucun reproche. A cette époque, d'après l'avis d'un médecin, on établit un vésicatoire au bras de l'enfant : alors tous les grands accidens disparurent peu à peu, sans cependant que la santé de l'enfant fût parfaitement rétablie. Dans cet état elle parvint jusqu'à sa troisième année : alors la maladie herpétique se manifesta avec une nouvelle intensité ; elle envahit entièrement le cuir chevelu sous la forme d'une teigne farineuse ; elle étendit bientôt ses progrès sur le front, les sourcils, les paupières dont les cils furent bientôt emportés par la suppuration de ses bords. La figure, sans être aussi malade, offroit une apparence gercée. Le corps étoit en outre couvert en beaucoup d'endroits de petites plaques de la même nature. Les démangeaisons excessives avoient jeté l'enfant dans une espèce de marasme.

Les parens commencèrent par épuiser toutes les ressources de la pratique ordinaire : n'en ayant éprouvé aucun résultat satisfaisant, ils prirent le parti de la mettre en pension à l'hospice Saint-Louis chez un des employés, pour que la jeune malade pût y recevoir des soins non interrompus. Le traitement adopté dans cet hospice fut suivi avec rigueur pendant six mois. Au bout de ce terme la maladie en étoit au même point : quel fut le désespoir des parens de voir des sacrifices considérables de leur part productifs de si peu d'avantages pour la guérison de leur enfant ! On crut offrir à ces parens une espèce de consolation en me les adressant : on leur promit même un résultat heureux des moyens qui sembloient leur dernière ressource.

Au mois de juillet 1822, l'enfant fut soumise à mon traitement : les applications furent faites sur la tête ; leur effet fut secondé des tisanes sudorifiques et des pastilles dépuratives convenables à la circonstance ; toutes les parties du corps furent graduellement débarrassées de l'éruption ; la peau de la figure reprit également sa souplesse accoutumée, les cils repoussèrent aussi beaux que si jamais ils n'étoient tombés. Un air de santé et de fraîcheur se répandit sur l'ensemble de la jeune malade ; après trois mois de traitement, l'éruption étoit complètement disparue ; le cuir chevelu n'offroit plus la moindre trace de la maladie ; les oreilles avoient également recouvré un état de santé parfaite ; nulle marque ne permit même de soupçonner l'existence de la maladie. L'usage pendant quelque temps des cérats appropriés au cas consolidèrent la guérison qui fut complète, et qui n'a pas été suivie du plus petit inconvénient pendant ce traitement, ni après sa cessation.

Deuxième observation relative à la dartre farineuse.

Mlle S., demoiselle de comptoir chez M. Troc, épicier, rue de Vaugirard, au coin de celle de Notre-Dame-des-Champs, d'un tempérament sanguin, âgée de vingt-trois ans, réclama mes soins en 1821. Son séjour à Paris, qui datoit de quatre ans, avoit été suivi d'une interruption presque entière du flux menstruel, et bientôt après, de l'apparition d'une éruption de l'espèce ci-dessus désignée. La tête dans ce cas ne fut point intéressée : mais l'éruption se manifesta avec violence sur les oreilles, leur pourtour, le front, les sourcils, enfin progressivement sur tout le reste de la figure. Cette observation confirme encore la remarque que j'ai souvent eu occasion de faire sur la prédisposition qui existe pour cette espèce d'éruption chez les personnes dont les cheveux sont blonds, et la peau d'une finesse et d'une blancheur particulières. Depuis que la malade avoit quitté la campagne, son séjour habituel, les règles, comme il arrive à presque toutes les femmes qui quittent la province pour venir habiter Paris, ne s'étoient manifestées qu'imparfaitement, et accompagnées de coliques violentes et d'un dérangement général.

Le siége de la maladie rendant au moins un mois de réclusion indispensable, la malade fut obligée de solliciter un congé, et de se retirer chez une parente pour pouvoir y faire le traitement. Le temps étant extrêmement précieux pour elle, les applications furent faites sur la figure et les oreilles; les remèdes internes furent par conséquent administrés; après un pansement d'un mois la figure fut parfaitement nettoyée. Voulant attaquer le mal dans la racine, je fis employer l'application dorsale : mais un système d'une irritabilité toute particulière ne permit pas à la malade de la supporter long-temps. Pendant le traitement, l'époque des règles étant survenue, elles parurent avec plus d'abondance qu'elles n'avoient fait depuis plusieurs années. J'en tirai un bon augure pour le succès du traitement. En effet il fut des plus satisfaisans : avec quelques moyens accessoires la peau reprit toute sa souplesse et sa fraîcheur habituelle. La menstruation continua même d'être régulière et d'une abondance convenable : depuis cette époque nul accident ne m'a fait revoir la malade qui, étant ensuite retournée à la campagne, n'a cessé d'y jouir d'une santé parfaite, ainsi que j'en ai été informé par Mme Troc.

Troisième observation relative à la dartre farineuse avec complication de scrophule.

M. Paul de Saint-Céré, département du Lot, âgé de trente-quatre ans, d'un tempérament lymphatique, fut dès l'âge de sept ans attaqué d'une maladie scrophuleuse. Dans son cas, comme dans bien d'autres, on ne manque pas d'attribuer la cause de ce vice au mauvais lait de la nourrice. Renonçant à la recherche inutile de la première cause du mal, je me contente de rendre un compte circonstancié du résultat qui fut tel que je vais le décrire. Le gros orteil du pied droit fut le point où l'humeur scrophuleuse se manifesta d'abord : elle étendit ensuite, et en peu de temps, ses ravages sur toute la partie droite du corps, c'est-à-dire la jambe, le genou, la cuisse et le bras. Le cou et la tête restèrent intacts.

Le vice scrophuleux, fidèle à sa marche,

laboura la surface de ces diverses parties, et laissant après lui des cicatrices profondes, termina ses funestes effets par un large ulcère à la partie supérieure de la jambe du même côté; la suppuration qui s'établit entraîna de temps en temps quelques lames osseuses. Au-dessous de la cheville du même côté, la peau devint, sur une longueur de quatre pouces, sèche et tendue, et laissa apercevoir sous l'épiderme de petits boutons nombreux qui occasionnoient une grande démangeaison. La jambe, dans toute sa longueur, fut sujette à des douleurs violentes et à un gonflement considérable.

Au mois de juin 1822, il se manifesta à la jambe gauche une éruption érysipélateuse qui s'étendit de la partie supérieure de la jambe, jusqu'aux doigts du pied. Le malade n'avoit jamais rien éprouvé de ce côté, si ce n'est une douleur sciatique à l'articulation de la cuisse. Il en avoit ressenti la première atteinte à l'âge de dix-neuf ans, et pour avoir eu l'imprudence, ayant chaud, et n'étant vêtu que de nankin, de se coucher sur l'herbe humide d'un pré. Au bout de trois mois, avec le secours des sudorifiques, il fut débarrassé de cette attaque. Mais, quelque temps après, étant obligé d'aller habiter un port de mer, la fraîcheur d'une température maritime provoqua une nouvelle attaque qui fut de peu de durée. Mais à sa rentrée dans ses foyers, qui eut lieu peu de temps, il éprouva une rechute si violente, qu'il ne lui fut plus possible de marcher sans le secours de deux supports. Les douleurs devinrent si fortes, qu'il en résulta un amaigrissement considérable de la partie affectée, et une contraction des tendons. Après quelques mois passés dans ces souffrances, il se fit une éruption, comme nous l'avons déjà dit, et dès ce moment les douleurs diminuèrent sensiblement. Le malade put s'appuyer un peu sur la partie gauche, ce qu'il ne pouvoit faire auparavant. Cette éruption, décrite par le malade lui-même, rentre dans l'espèce qui nous occupe. En effet, sa nature sèche et farineuse n'éprouvoit pas le moindre changement ni le moindre suintement, après même que, cédant aux démangeaisons insupportables qu'il y ressentoit, il s'étoit gratté jusqu'au sang.

Au mois de septembre 1822, le sujet de cette observation commença mon traitement chez lui, ne pouvant, pour beaucoup de raisons, se rendre à Paris. Il sera lui-même l'historien du résultat.

« Je commençai, dit-il, par recouvrir la » jambe droite, c'est-à-dire celle qui est le

» siége des ulcères scrophuleux, d'applica-
» tions qui s'étendoient sur toute la partie ma-
» lade. Il s'ensuivit une suppuration plus abon-
» dante de la plaie, et une apparence plus pâle
» dans la peau en général, ce qui annonçoit
» une diminution dans l'inflammation. Je m'oc-
» cupai ensuite du pansement de la jambe gau-
» che ou érysipélateuse; l'effet salutaire fut
» d'une promptitude qui tient du prodige. Au
» bout de six jours les démangeaisons et l'in-
» flammation de l'éruption herpétique avoient
» entièrement cessé. Le gonflement de la jambe
» s'étoit dissipé, et lui avoit laissé sa dimen-
» sion naturelle. La douleur sciatique elle-
» même avoit éprouvé une amélioration éton-
» nante, et la partie malade recouvré une
» nouvelle force. Dans cet état de choses mes
» deux béquilles ont été congédiées. Un seul
» bâton suffit maintenant pour assurer ma
» marche, tandis qu'auparavant ces deux sup-
» ports étoient à peine suffisans. La continua-
» tion des applications n'a été suivie que d'effets
» salutaires pour moi; car les forces digestives,
» épuisées par l'abus des tisanes, ont repris
» leur énergie accoutumée. »

Au 30 avril 1823, le malade écrivoit en ces termes :

« Depuis ma dernière lettre, qui vous annon-

» çoit ma guérison complète de l'éruption » herpétique qui couvroit toute la jambe gau- » che, ma santé n'a fait que s'améliorer de » plus en plus. L'ulcère de l'autre jambe, sans » être entièrement cicatrisé, ne m'occasionne » ni douleur ni inquiétude. Mes jambes ont » recouvré toute leur force ordinaire; et malgré » les rigueurs d'un hiver long et pluvieux, je » n'ai pas ressenti la moindre douleur dans les » parties jadis affectées, qui ont repris leur » vigueur et leur couleur naturelles. C'est un » témoignage que je m'empresse de vous adres- » ser, avec toute la reconnoissance qui vous » est due. »

Quatrième observation relative à la dartre farineuse, ayant son siége sur les parties sexuelles.

Madame Benoît, propriétaire à Lésigny-en-Brie, âgée de trente-deux ans, d'un tempérament bilieux lymphatique, fut, en 1815, à la suite d'un sevrage, attaquée d'une éruption de petits boutons qui, se répandant sur tout le corps, finissoient par devenir farineux; mais en plusieurs endroits, et sur les cuisses surtout, ces boutons restant entre cuir et chair n'étoient sensibles que par la démangeaison insupportable qui les accompagnoit. Elle fut saisie, à la même époque, de fréquentes palpitations et d'un étouffement considérable. A la perte de l'appétit succéda bientôt un état de langueur générale. L'éruption faisant toujours des progrès, finit par se manifester sur les parties sexuelles avec un tel sentiment de prurit, que le lit lui devint insupportable, surtout dès que la chaleur se faisoit sentir. Alors elle étoit obligée de se lever, même dans la saison de l'hiver, pour que le froid lui procurât un calme que la chaleur du lit faisoit bientôt disparoître. Rien ne pouvoit égaler l'état de souffrance où elle étoit, quand elle s'adressa à moi. Il est inutile de faire mention des remèdes nombreux dont elle avoit essayé. Il suffit de dire qu'elle n'en avoit pas même retiré un soulagement passager.

Le 10 mai 1819, après une préparation convenable, les parties affectées furent recouvertes d'une application adaptée à la nature de l'endroit. Dès ce moment, cessation totale de l'insupportable démangeaison qui faisoit son plus-grand supplice, par conséquent son sommeil devint aussi parfait que dans l'état de santé. Dix jours après, outre cette première application, qui fut renouvelée et entretenue jusqu'à guérison complète, j'en fis appliquer deux autres larges à la partie interne des cuisses. Trois semaines étoient à peine écoulées, que la santé de la malade éprouva une amélioration étonnante. Après une suppuration considérable aux parties, et une exfoliation répétée de l'épiderme aux cuisses, et qui dura environ six semaines, les parties affectées furent entièrement guéries. De toute cette éruption, il ne resta plus que quelques boutons sur le sternum, que quelques applications firent bientôt disparoître. Quelques remèdes altérans, pris intérieurement pendant le traitement, quelques lotions appropriées aux circonstances terminèrent la guérison. Cette observation se passa sous les yeux de M. le docteur Bougon, professeur à l'école de médecine de Paris, et chirurgien ordinaire de S. M. Charles X, et de S. A. R. MADAME, Duchesse de Berry. Quelques voyages qu'il fit dans ce pays pour une de ses malades, lui donnèrent l'occasion de voir la marche, les progrès du traitement et son résultat, qui fut des plus concluans.

Cependant, sept mois après, la malade s'étant imprudemment exposée à un froid violent de décembre, et à la pluie presque pendant une journée entière, il se manifesta à l'ancien siége de la maladie une nouvelle éruption, mais peu considérable et sans démangeaison. Elle céda en peu de jours à une application dont je lui recommandai l'emploi. Deux ans après sa guérison, l'ayant rencontrée par hasard, elle m'informa qu'à l'approche du printemps, elle avoit éprouvé aux cuisses quelques légères démangeaisons que fit disparoître l'application de quelques sangsues qui lui avoient été ordonnées, pour des palpitations dont elle avoit commencé à se ressentir.

Cinquième observation relative à la dartre farineuse, précédée d'un exanthème (la rougeole).

Mme de***, âgée de trente-quatre ans, d'une constitution bilieuse lymphatique, jouit jusqu'à l'âge de sept ans d'une bonne santé non interrompue. A cette époque il lui survint aux deux jarrets une petite éruption écailleuse, accompagnée d'un suintement et d'une démangeaison considérables. Cette attaque n'eut cependant pas de suites fâcheuses, et disparut au bout d'un an sans le secours de remèdes. A l'âge de vingt-deux ans Mme D.... eut un érysipèle considérable qui céda aux moyens ordinaires de traitement. A vingt-trois ans s'étant mariée, elle ne cessa de jouir d'une santé parfaite, sans cependant devenir mère. A vingt-sept ans elle eut la rougeole : après avoir parcouru ses premières périodes sans offrir rien de remarquable, cette maladie éruptive dégénéra par degrés en véritable érysipèle dartreux chronique, qui s'étendit sur toutes les parties du corps, sans en excepter la figure, et y développa une efflorescence farineuse, quelquefois accompagnée de suintement, d'autres fois de l'exfoliation de l'épiderme, le tout accompagné de cuissons et d'une tension considérable, et des démangeaisons ordinaires dans ces sortes de cas.

M. le docteur Sparron, qui avoit suivi la malade dans la rougeole, voyant succéder à cette affection une véritable maladie de la peau de l'espèce chronique, fut le premier à lui proposer de voir M. le docteur Alibert, qui dès ce moment lui donna des soins qui sembloient être essentiellement de son domaine. Bains de toute espèce, administrés à Tivoli, douches, cataplasmes de farines résolutives, appliqués sur la figure, lotions stimulantes avec l'acide muriatique, application de la pierre infernale, cérats astringens, remèdes internes de tout genre : tout fut essayé, non sans un détriment évident pour la santé de la malade. Si le succès ne fut pas complet, il résulta cependant quelque amélioration dans la maladie. En effet, le corps fut presque entièrement débarrassé de l'éruption : mais, à son grand désespoir, la figure resta dans le même état. Fatiguée et découragée du résultat incomplet de tant de souffrances, Mme de... cessa toute espèce de remèdes pendant quelque temps. Cependant les nouveaux progrès que faisoit tous les jours la maladie, et la connoissance qu'elle acquit de plusieurs guérisons opérées dans des cas aussi désespérés que le sien, par le procédé dont il s'agit dans cet ouvrage, la décidèrent à tenter cette dernière ressource. Au commencement de l'hiver de 1817, quoique cette saison soit moins favorable que toute autre, elle commença le traitement par absorption cutanée. Pour éviter toutes longueurs, je me bornerai à dire qu'après trois mois de persévérance dans les applications tant locales que générales, aidées de tous les moyens accessoires que la nature du cas exigea, la figure et les autres parties du corps n'offrirent plus la moindre trace de la maladie. Elle remarqua seulement que son estomac resta un peu foible, sans qu'elle sache précisément à quel traitement elle en doit rapporter la cause.

Après avoir joui d'une santé parfaite jusqu'alors, elle eut au printemps de 1820, c'est-à-dire trois ans après le traitement ; elle eut, dis-je, une petite attaque de son ancienne maladie sur la figure ; mais elle fut bien moins considérable qu'autrefois, et céda en très-peu de jours à quelques applications locales.

M. le docteur Macartan, demeurant rue Hauteville, n° 24, son médecin ordinaire à cette époque, avoit été témoin du résultat du premier traitement ; trop élevé par ses talens comme médecin, et par son mérite personnel comme homme, pour ressentir aucun mouvement de cette jalousie trop commune, même dans les professions les plus libérales, il fut le premier à recommander un nouvel emploi du remède qui avoit déjà produit des effets aussi satisfaisans. La guérison de la malade me procura un double plaisir en justifiant la recommandation de mon digne confrère.

D'après les circonstances ci-dessus mentionnées, on peut à juste titre regarder cette affection comme constitutionnelle, et par conséquent sujette à des rechutes dont heureusement la malade n'a rien à redouter, puisqu'elle est sûre de trouver dans le remède une ressource infaillible ; mais la permanence de la guérison, depuis l'époque de ma première édition, en surpassant son espoir et le mien, l'a dispensée de recourir à mes soins.

Sixième observation relative à la dartre farineuse, avec complication de siphilis.

M. M...., officier de cavalerie, âgé de vingt-sept ans, d'un tempérament sanguin, fut dans son enfance attaqué d'une éruption herpétique, qui se fixa à la tête sous la forme de teigne. Après avoir duré plusieurs années, elle disparut, soit naturellement, soit à la suite de traitemens, il ne s'en rappelle plus. A l'âge de quinze ans, il se manifesta de temps à autre quelques dartres sur le front et les sourcils, qui présentèrent le caractère de dartres farineuses. A vingt ans il eut le malheur de contracter une maladie vénérienne avec complication de gonorrhée : malgré le traitement méthodique, la maladie vénérienne offrit beaucoup de résistance, et la maladie de peau ne diminua rien de son intensité. Quatre ans se passèrent dans cet état de guérison imparfaite de la maladie siphilitique qui se reproduisoit sous toutes les formes, tandis que l'éruption herpétique acquéroit tous les jours plus d'importance en étendant ses progrès sur la figure. Une persévérance infatigable dans plusieurs traitemens appropriés à la circonstance, finit par débarrasser le malade d'un de ses ennemis. Tous les symptômes qui l'annoncent disparurent entièrement et sans retour ; mais il n'en fut pas de même de l'affection cutanée : tous les membres avoient fini par être en proie à ses ravages qui menaçoient d'envahir tout le corps, et y faisoient éprouver tous les tourmens qui les accompagnent. Le malade implora de nouveau tous les secours de la médecine : plusieurs traitemens furent suivis avec exactitude, et sous la direction des médecins les plus distingués. La forte constitution du sujet ne souffrit en rien de l'énergie des moyens employés ; mais la maladie de peau n'offrit pas même la plus petite amélioration.

Au mois d'avril 1823, le malade réclama mes soins, et se soumit de nouveau, et avec résignation, aux moyens qui lui furent proposés. Comme la maladie avoit commencé par se manifester sur la tête, je me décidai à faire de préférence les premières applications sur cette partie. Je comptois, en agissant ainsi, sur un effort salutaire de la nature, et sur la tendance à reporter les maladies de préférence sur les parties où elles se sont d'abord manifestées. La figure fut ensuite recouverte, et successivement toutes les parties malades. On revint même avec constance sur les endroits où la maladie paroissoit plus opiniâtre. Le traitement dura quatre mois, et fut même suivi avec une rigueur déplacée : car, par une réclusion trop continue et un zèle outré en tout, le malade s'étoit réduit à un état de foiblesse et d'irritabilité considérables. Cette conduite n'est aucunement nécessaire au succès du remède, et n'est pas même sans inconvéniens. C'est ce qui arriva dans le cas dont il s'agit ici, car M. M.... se regardant comme parfaitement guéri, et l'étant en effet, s'empressa de rejoindre son corps; mais des fatigues excessives de tout genre, succédant d'une manière si subite à une vie indolente et à un état d'affoiblissement, lui occasionnèrent une rechute, peu considérable à la vérité; mais le souvenir de ses longues souffrances étant encore tout récent, il se décida à en prévenir les effets par un petit traitement supplémentaire dont le succès fut prompt et complet. En un mois la figure fut parfaitement nettoyée; mais il conserva encore pendant un autre mois des applications sur d'autres parties, pour détruire jusques dans sa source un mal aggravé par le temps et les complications.

OBSERVATIONS RELATIVES A LA DEUXIÈME ESPÈCE, DITE DARTRE SQUAMMEUSE OU ÉCAILLEUSE.

Première observation relative à la dartre écailleuse, ayant son siége principal sur la tête, sous la forme d'une teigne écailleuse sèche.

Madame Lesueur, cuisinière chez M. le prince de la Tour-d'Auvergne, demeurant alors place du Carrousel, n° 10, âgée de trente-quatre ans, d'un tempérament bilieux lymphatique, étoit au moment où elle s'adressa à moi, c'est-à-dire en avril 1820, affectée à un très-haut degré d'une éruption de l'espèce ci-dessus mentionnée. Cette maladie avoit commencé à se manifester environ quatre ans auparavant, sur et derrière les oreilles, avec un suintement considérable. Peu de temps après la maladie faisant des progrès, le cuir chevelu dans sa totalité fut couvert d'écailles sèches; et bientôt, enfin, diverses parties du corps furent intéressées dans cette affection, et offrirent de larges plaques d'un jaune sale et cuivré. La malade étoit en outre, depuis cette époque, sujette à des maux de tête d'une violence telle que, pendant les accès, elle étoit obligée de garder le lit. Ces accès devenant tous les jours plus longs et plus rapprochés, finirent par la rendre incapable de remplir son service.

Madame la princesse, dont je suis le médecin depuis nombre d'années, et qui avoit vu plusieurs exemples des succès obtenus par mon traitement, ne cessoit de le recommander à la malade. Celle-ci, découragée par beaucoup d'essais infructueux, et craignant que ce dernier ne réussît pas mieux que les autres, opposa long-temps une résistance opiniâtre aux instances qu'on lui fit. Cependant, la menace de perdre sa place finit par opérer une conviction qui avoit résisté à tout autre argument, et, à l'époque ci-dessus citée, elle commença à recevoir mes soins.

D'après l'indication que m'en offroient les taches disséminées sur le corps, je fis une application sur le dos, les oreilles furent pansées, et j'enjoignis à la malade de renouveler les applications des oreilles aussi souvent que le suintement considérable auquel il falloit s'attendre le rendroit nécessaire. Au bout de quinze jours l'application dorsale fut renouvelée. La tête, complètement rasée, fut recouverte d'une calotte préparée. Au bout du premier mois, les maux de tête avoient disparu, et, jamais depuis, la malade ne s'en est ressentie. La tête et les oreilles étoient presque dans leur état naturel; cette teinte sale et cuivrée s'éclaircit à vue d'œil sur la figure et la poitrine. L'estomac, jadis foible et languissant, recouvra ses fonctions. Au bout du second mois de ce traitement, la santé fut parfaitement rétablie, sans que la malade ait éprouvé le plus petit accident, ni la plus légère rechute. Dans le moment où j'écris, c'est la quatrième année qui s'écoule depuis que cette guérison a été opérée par mon procédé; sa permanence et son résultat ont été on ne peut plus concluans, ainsi que j'en ai été informé par les maîtres du sujet de cette observation, qui ont eu l'occasion de la revoir et d'acquérir, à son égard, une certitude à laquelle ils attachoient de l'importance, d'après leur recommandation.

Deuxième observation relative à la dartre écailleuse humide et héréditaire.

Madame Brisbart, demeurant rue Coquenard, n° 27, âgée de trente et un ans, d'un tempérament sanguin lymphatique, fut, dès l'enfance, attaquée d'une maladie herpétique, de l'espèce écailleuse; elle lui fut communiquée par sa mère qui la nourrit à une époque où elle en étoit elle-même attaquée. Tout l'espace de temps qui s'écoula depuis l'enfance jusqu'à l'âge de puberté, se passa sans que la maladie fît beaucoup de progrès; on se flattoit même que cette époque arrivée, on en verroit ou diminuer ou disparoître entièrement les symptômes. C'est, au reste, ce qui arrive souvent; mais il n'en fut pas ainsi pour le sujet de cette observation : l'affection herpétique acquit au contraire un nouveau degré d'intensité, sans que la santé générale en souffrît la moindre atteinte.

Malgré ces circonstances défavorables, la malade se maria à l'âge de vingt ans, et devint mère à plusieurs reprises, sans que ses grossesses ou ses couches eussent présenté rien d'important, si ce n'est l'apparition d'une petite tumeur, d'une forme ovoïde, sur la partie latérale droite du sacrum; elle en attribuoit l'origine à un effort. A sa cinquième couche, qui eut lieu il y a six ans, cette tumeur, jusqu'alors indolente, acquit bientôt un développement considérable, et finit par former un abcès d'une dimension extraordinaire. Pendant le cours de cette nouvelle maladie, M. Lacase donna ses soins à madame Brisbart, fit l'ouverture de l'abcès, et les pansemens convenables, pendant plusieurs mois que dura la suppuration d'une plaie fort étendue. Elle se rétablit enfin : on avoit lieu d'espérer qu'un dépôt critique semblable auroit produit quelque amélioration dans l'affection herpétique. Loin de justifier cet espoir, elle ne fit qu'augmenter.

Au mois de juin 1820, époque à laquelle la malade se présenta chez moi, tel étoit son état : les mains, les avant-bras et les bras, les jambes, les cuisses, étoient entièrement recouverts de larges plaques écailleuses, accompagnées d'une suppuration abondante et de démangeaisons qui, depuis long-temps, la privoient de tout sommeil. L'observation présentoit dans sa gravité et sa qualité héréditaire un si grand intérêt, que je saisis avec empressement l'occasion de rendre témoins du traitement deux médecins des plus marquans dans la capitale. Profitant de la complaisance de la malade, je l'adressai à MM. les docteurs Bourdois-Lamotte et Lerminier, qui m'avoient souvent témoigné un grand désir de voir une observation dans son commencement, ses progrès et sa guérison. Sitôt que cet objet fut rempli, et que l'examen le plus exact eut mis ces Messieurs au fait de la position de madame Brisbart, je procédai aux moyens de guérison. Les deux avant-bras furent recouverts jusqu'au-dessous de la saignée d'applications en forme de gants longs. Il se développa de suite une enflure considérable qui dura quelques jours, et qui fut suivie d'une suppuration abondante. Ces applications furent renouvelées tous les dix jours pendant un mois; au bout de ce terme, l'état d'amélioration des bras permit de s'occuper des jambes et des cuisses, pour lesquelles on suivit la même marche. Les symptômes et le résultat furent entièrement conformes à ceux que nous venons de décrire ci-dessus.

Au bout de trois mois de traitement, la santé de la malade avoit éprouvé une amélioration extraordinaire ; son teint s'étoit éclairci, son appétit surtout étoit devenu extrême, la menstruation fut plus abondante qu'à l'ordinaire, et ses époques plus rapprochées. Au bout de neuf mois de guérison, et après avoir soutenu l'épreuve du printemps sans le moindre accident, sur mon invitation, elle s'est de nouveau présentée chez les médecins dont j'ai déjà parlé, pour leur montrer l'état présent des parties jadis si malades, et qui sont maintenant parfaitement saines, et sans laisser apercevoir la moindre marque; chose vraiment surprenante, après une si grande suppuration. Un an après sa guérison, la malade m'amena une de ses petites filles, alors âgée de cinq ans, affectée de la même maladie que sa mère, mais qui s'étoit fixée sur le cuir chevelu, sous forme de teigne écailleuse humide. Cet incident me fit un grand plaisir, en donnant encore une nouvelle importance à l'observation, sous le rapport de l'hérédité de l'affection. Cette enfant fut soumise au traitement; et, en deux mois de temps, la maladie fut complètement guérie.

D'après le caractère d'hérédité qui ne peut être équivoque dans ces deux cas, je m'attendois à quelques rechutes; j'en avois même prévenu la malade, qui se trouvoit encore très-heureuse d'être débarrassée d'un tel supplice, et étoit résignée aux accidens qui pourroient avoir lieu. Mais nos craintes ne se sont point réalisées, et depuis cinq ans la guérison a été dans les deux cas entière et permanente; car je ne perds jamais de vue les malades auxquels j'ai donné des soins, pour être instruit, à toutes les époques, des résultats de leur traitement.

Troisième observation relative à la dartre écailleuse, ayant son siége sur les parties sexuelles, avec complication d'un lumbago.

M. Godajer, demeurant rue du Roi de Sicile, âgé de trente-quatre ans, d'un tempérament bilieux, étoit affecté depuis quinze ans d'une éruption herpétique, de l'espèce écailleuse. L'épiderme en avoit contracté une roideur et une épaississement considérables, la desquammation étoit abondante; les démangeaisons ordinaires accompagnoient cette maladie qui s'étoit surtout portée sur les bourses, le périnée où le prurit étoit si insupportable, que le malade ne pouvoit s'empêcher de se mettre la partie en sang. Il est un des malades qui, après avoir épuisé tous les secours que procure l'hospice Saint-Louis, en étoit sorti sans aucun soulagement.

Le 4 mai 1818, il réclama mes soins; le scrotum et le périnée furent de suite recouverts d'une application, ainsi que la partie interne des cuisses. Quinze jours après, une autre application fut faite sur le dos, sans pour cela discontinuer celles qui avoient été faites d'abord. Le premier avantage que le malade éprouva fut une cessation totale de ses cruelles démangeaisons, et cela même dès la première application. Après six semaines de pansemens convenables, non seulement il fut guéri de la maladie herpétique, mais en outre du lumbago dont j'ai parlé, et dont il avoit éprouvé des attaques si violentes qu'il avoit été obligé de réclamer son admission dans les hospices. L'impossibilité où ses douleurs l'avoient mis d'exercer son état d'ébéniste, en épuisant tous ses moyens d'existence, l'avoit réduit à cette dernière ressource.

Quatrième observation relative à la dartre écailleuse sèche, disséminée sur diverses parties du corps.

L'auteur sera lui-même l'objet de cette observation : on doit facilement s'imaginer le soin qu'il mit à chercher les moyens de se débarrasser d'une affection qui, sans être d'une gravité égale à bien d'autres, lui causoit cependant un malaise considérable pour le présent, et les plus vives inquiétudes pour l'avenir. Né d'un tempérament bilieux et sanguin, il avoit à peu près dix ans quand il aperçut pour la première fois au coude une éruption écailleuse sèche. Comme elle n'étoit ni gênante, ni accompagnée de démangeaison, il s'occupa fort peu de la guérir.

En 1792, il quitta la France pour aller habiter une ville maritime d'Irlande. Il ne sait si c'est au poisson dont on fait dans ce pays une consommation considérable, ou à l'air de la mer qu'il en doit attribuer la cause; mais il se développa en peu de temps sur les avant-bras, sur les cuisses, une éruption de l'espèce écailleuse, qui les recouvrit d'écailles circulaires, sèches et épaisses, sans suintement, mais accompagnées de démangeaisons, et que le moindre frottement détachoit en abondance. Sur l'avis d'un des médecins de la ville, il fit usage pendant quelque temps de pilules dépuratives, sans grand résultat. Mais sitôt que la belle saison fut arrivée (car c'étoit en hiver que l'éruption avoit commencé), il prit pendant trois mois des bains de mer, dont il obtint les plus grands avantages. L'éruption le laissa à peu près tranquille jusqu'en 1797, époque à laquelle il se rendit à l'Université d'Edimbourg, et où le froid rigoureux des vents d'est, qui règnent au mois de mars, développa de nouveau, et sur les bras seulement, la maladie dont il avoit été attaqué en Irlande. Soupçonnant que l'inertie de la peau pouvoit beaucoup contribuer à cet accident, il résolut de prendre des gilets de flanelle, espérant que la chaleur de la laine, et la friction exercée par son tissu, ranimeroient les fonctions du système dermoïde. Son espoir ne fut pas trompé, car, au bout de dix ou douze jours, et sans avoir recours à aucun autre moyen, l'éruption disparut entièrement.

La prédisposition dartreuse ne laissa pas cependant de se manifester toujours par un épiderme, porté naturellement à tomber en écailles furfurescentes, et par l'apparition passagère de quelques taches, tantôt sur une partie, tantôt sur une autre, mais trop légères pour recourir aux ressources de la médecine. Mais en 1806, c'est-à-dire quatre ans après son retour dans sa patrie, l'auteur en éprouva une nouvelle atteinte. En effet il se manifesta une assez large dartre sur la partie inférieure et externe de la jambe gauche; deux ans après, une autre de trois à quatre pouces de diamètre se développa à la partie supérieure et interne de chaque cuisse. La démangeaison insupportable qui l'accompagnoit le força de s'occuper sérieusement de sa propre guérison. Il eut recours aux bains de Barrège dont il éprouva un soulagement momentané; dans l'intérim il découvrit une nouvelle éruption à la partie postérieure du cou, depuis la racine des cheveux jusqu'à la première vertèbre dorsale. Le frottement du col de la chemise, la démangeaison insupportable qu'occasionnoit la chaleur, lui causoient beaucoup de souffrances. Toutes les lotions possibles furent employées sans succès.

Du moment qu'il fut en possession du nouveau mode de traitement, il se félicita d'avoir une occasion d'en faire l'épreuve sur lui-même. Pour ne pas retenir le lecteur par des détails inutiles, il se contentera de dire qu'après deux mois et demi d'applications convenables, il fut parfaitement guéri sans la moindre gêne, le moindre accident. En effet la guérison s'opéra par une simple exfoliation, marche ordinaire du remède dans lesdartres écailleuses sèches. La seule remarque qu'il eut à faire est celle du calme inexprimable dont on jouit sitôt que le remède, en couvrant la partie malade, fait cesser cette démangeaison agaçante qui influe même sur le moral d'une manière qui ne peut être appréciée que par ceux qui en ont éprouvé les tourmens.

Cinquième observation relative aux dartres écailleuses sèches, occupant toutes les parties du corps sans exception.

Mme B., de Saint-Germain-en-Laie, d'un tempérament bilieux, après avoir joui d'une bonne santé jusqu'à l'âge de quarante-quatre ans, fut à cette époque attaquée de pertes considérables qui reparurent à plusieurs récidives, et furent suivies de la cessation entière de l'évacuation mènstruelle. Peu de temps après cet accident, elle s'aperçut que sa tête étoit couverte d'une éruption écailleuse sèche, qui, du cuir chevelu, gagna graduellement les oreilles qui acquirent une dimension extraordinaire, par le gonflement qui eut lieu. La figure en peu de temps fut elle-même envahie. L'éruption ne s'en tint pas là ; mais, au contraire, faisant tous les jours de funestes progrès, elle recouvrit au bout d'un an toutes les parties du corps. Les démangeaisons affreuses qu'elle éprouvoit, jointes à l'aspect hideux que présentoient une figure et des oreilles tuméfiées par le virus herpétique, l'avoient plongée dans un état si effroyable, que son désespoir et ses souffrances lui faisoient un fardeau d'une si malheureuse existence.

Dès la première invasion de la maladie, elle avoit réclamé des secours de tous ceux qu'une grande réputation lui avoit désignés : mais tous leurs efforts avoient échoué près d'une maladie d'une gravité toute particulière. En mai 1812 elle réclama mes soins, et désira se soumettre à mon traitement. J'avoue que je fus effrayé de l'importance d'une pareille affection : j'hésitai long-temps à l'entreprendre ; cependant les sollicitations de la malade, son désespoir, sa souffrance, sa résignation à supporter toutes les fatigues d'un traitement long et pénible, quand il faut opérer sur tant de surfaces, me décidèrent à céder enfin à ses instances. Je la prévins toutefois qu'il ne falloit pas se flatter d'une guérison radicale. Son état déplorable l'ayant fait passer par-dessus toutes ces considérations, je procédai par une application sur le dos. Je passai ensuite successivement aux bras, aux cuisses, aux jambes, à la tête qui fut d'abord rasée ; enfin à toutes les parties du corps, puisqu'il n'y en avoit pas une qui ne fût intéressée dans la maladie.

On peut aisément s'imaginer ce qu'elle eut à souffrir quand de ces diverses parties tuméfiées par l'éruption qui vouloit sortir, il s'établit un suintement énorme. L'amélioration progressive de son état, et la diminution rapide des démangeaisons soutinrent heureusement son courage. Six mois entiers furent employés à ce traitement : au bout de ce terme les parties jadis malades offrirent une apparence de santé parfaite. Je ne flattai pas cependant la malade d'un succès assez complet pour pouvoir s'en fier à la permanence de cet état. Je la prévins au contraire qu'à chaque printemps elle éprouveroit quelques légères atteintes de son ancienne maladie. La seule consolation que je pus lui offrir fut de lui garantir qu'au moyen de quelques légères applications faites à temps sur les parties où le mal voudroit reparoître, elle s'en rendroit toujours tellement maîtresse, que jamais elle n'auroit rien de sérieux à redouter de son terrible ennemi Je lui promis même que loin de jamais retomber dans son ancien état, à proportion qu'elle s'éloigneroit de l'époque critique où l'éruption s'étoit d'abord manifestée, elle verroit diminuer de gravité les accidens partiels qui pourroient avoir lieu. Jusqu'à présent, c'est-à-dire douze ans après son traitement, l'événement a pleinement justifié ma promesse : elle jouit d'ailleurs d'une santé meilleure que jamais; et, malgré les petits accidens qu'elle éprouve de temps en temps, elle n'en est pas moins prompte, dans toutes les occasions, à exprimer la plus vive reconnoissance pour un résultat aussi satisfaisant pour elle.

Sixième observation relative à la dartre écailleuse humide, située sur la jambe droite et la cuisse gauche.

M. Cardinet, demeurant Vieille rue du Temple, n° 3, près la rue Saint-Antoine, âgé de cinquante-six ans, d'un tempérament bilieux sanguin, fut, à l'âge de vingt ans, c'est-à-dire il y a trente-six ans, attaqué d'une maladie dartreuse de l'espèce écailleuse humide; elle occupoit toute la jambe droite, depuis les doigts du pied jusqu'au-dessus du genou, et la partie externe de la cuisse gauche depuis le genou jusqu'au trochantin. L'épaisseur de ces écailles, leur décoloration, le suintement perpétuel d'une sanie sanguinolente rendoient ces parties semblables à un tronc d'arbre, qui, long-temps macéré dans l'eau, seroit ensuite exposé à l'air et au soleil, et qui, en se fendillant, offriroit une écorce écailleuse et à demi pourrie. Les démangeaisons et les cuissons auxquelles le malade étoit en proie, l'avoient depuis maintes années privé des douceurs du sommeil, et l'avoient réduit à passer la plus grande partie des nuits à se promener dans sa chambre.

Cette affection, toute grave qu'elle étoit, ne parut pas influer sur son état général de santé. Il eut même plusieurs enfans, qui ne se sont jamais ressentis de cette maladie. Son épouse n'a jamais éprouvé aucun accident qui pût faire soupçonner la moindre contagion. Il est presque inutile de dire qu'il profita avec empressement de toutes les ressources qu'offre la capitale, en réunissant dans son sein une foule étonnante de talens en tout genre. Ses moyens le mettant à portée de faire tous les sacrifices possibles pour sa santé, tous les moyens de guérison furent tentés, les essais les plus multipliés furent faits, rien ne fut épargné ; mais la maladie triompha de tous les efforts. Le malade n'éprouva pas même un soulagement passager dans sa cruelle position. A l'époque où je publiai mon ouvrage, il en fit l'acquisition. Saisissant avec ardeur la moindre lueur d'espérance qu'il sembloit lui offrir, il s'adressa à moi pour suivre mon traitement. Je fus même surpris de la promptitude avec laquelle il m'accorda une confiance si souvent trompée dans son attente.

Instruit qu'il avoit depuis bien des années pour médecin ordinaire M. le docteur Fourcadel, demeurant rue Meslay, n° 35, je priai mon malade de l'instruire du nouveau traitement qu'il étoit sur le point de commencer, afin de lui faire part du résultat par la suite. Il se conforma à mes désirs, ainsi que je l'appris du docteur lui-même, avec lequel je me trouvai quelque temps après.

Les applications furent faites d'abord sur la jambe malade, et sur toute l'étendue du mal. Ce fut vraiment une chose effrayante de voir un effet aussi prompt et aussi violent; car il s'établit de suite un écoulement prodigieux de matière sanguinolente qui demanda des pansemens fréquens, et qui s'opéra cependant sans aucune douleur. Le malade, au contraire, commença à jouir de son sommeil naturel. Il ne fut pas même obligé de garder le lit. Ces grands effets s'étant calmés au bout de six jours, il reprit ses exercices accoutumés. Les pansemens de la jambe devenus moins fréquens, après un mois de traitement, permirent de s'occuper de la cuisse, qui fut recouverte comme la jambe l'avoit été, sans cependant discontinuer les pansemens de cette partie. Après une suppuration encore plus abondante qu'à la jambe, la marche de la guérison fut la même. Au bout de deux mois les pansemens ne furent plus renouvelés que tous les quinze jours ou les trois semaines. Le malade fit alors plusieurs voyages assez éloignés, sans le plus petit inconvénient. Il maigrit un peu. Mais il s'en consola facilement; car, sa figure un peu enluminée reprit un teint naturel. Au bout de quatre mois la guérison fut complète, et les parties malades ne conservèrent aucunes marques qui pussent même faire soupçonner l'existence d'une affection semblable. La santé générale du malade fut aussi sensiblement améliorée. Il se fit un devoir de communiquer le résultat du traitement à M. le docteur Fourcadel, qui, n'écoutant que son intérêt pour lui, s'en félicita aussi sincèrement que s'il eût été lui-même l'auteur d'un succès aussi surprenant; la quatrième année depuis le traitement, s'est écoulée sans même le plus petit accident, et la guérison peut à juste titre être regardée comme radicale.

Septième observation relative à la dartre écailleuse sèche, occupant la figure, les mains et les avant-bras.

M. Simon, âgé de vingt-sept ans, demeurant chez M. Vervins, marchand de couleurs, rue Saint-Jacques la-Boucherie, d'un tempérament bilieux lymphatique, fut, dès son enfance, sujet à une éruption écailleuse sèche. Cet état, quoique désagréable, n'étant pas de nature à le déranger dans ses occupations, il ne fit rien ou peu de choses pour s'en débarrasser. Cependant, la maladie acquit tous les ans plus d'importance. Enfin, en 1821, elle étoit arrivée à un tel degré d'intensité, que son aspect effrayant, et dégoûtant en même-temps, le contraignit de renoncer à son état, de se séquestrer de la société, de ne sortir que le soir, et de ne fréquenter que des endroits isolés. Il étoit absolument réduit au triste sort d'un paria. Dans cet état, après avoir épuisé les ressources des hospices, il vint réclamer mes soins. La maladie occupoit toute la figure, depuis la racine des cheveux jusqu'à la jonction du cou avec la poitrine. Les couches amoncelées de ces écailles, entremêlées d'une longue barbe qu'il étoit obligé de laisser pousser, en faisoient un monstre dont l'aspect inspiroit le dégoût et l'horreur. Ses mains et ses avant-bras étoient en outre affectés de la même éruption au plus haut degré d'intensité, depuis la racine des ongles jusqu'au pli du bras. On ne peut rendre ses souffrances et son désespoir de se trouver ainsi banni du sein de la société, et réduit à l'humiliante nécessité de tenir de l'humanité de sa famille, une existence que lui procuroit autrefois son travail. L'ancienneté, ou plutôt la co-existence de la maladie me fit entrevoir beaucoup de difficultés dans son traitement. Tout en lui promettant une guérison, je le prévins de la possibilité de quelques rechutes, mais qui ne seroient pas très-graves, et au reste ne seroient que passagères. Résigné à tout pour sortir de cet état déplorable, il commença son traitement au mois de septembre 1821, par des applications sur la figure et par un pansement méthodique des mains. Les progrès de la guérison furent rapides. Au bout d'un mois, la figure étoit dans un état sain. L'impatience du malade lui fit, malgré mon avis, faire l'épreuve de la guérison que je lui déclarai n'être pas achevée, malgré les apparences rassurantes de la peau. Au bout de quelque temps, comme je l'avois annoncé, quelques écailles légères donnèrent l'éveil, et de suite des applications furent faites, mais moins étendues que dans le commencement : le résultat fut on ne peut plus concluant. Après une semaine ou deux, la peau offrit un aspect sain, sans la plus petite marque, et elle est restée toujours de même jusqu'à ce moment, c'est-à-dire, trois ans après le traitement. La guérison des mains éprouva plus de lenteur. Le malade fut long-temps obligé de mettre de petites applications partielles sur les parties qui tendoient à se gercer. Son état peut aussi contribuer pour beaucoup à le rendre sujet à ces petits accidens qui sont de si peu d'importance, qu'il n'en regarde pas moins sa guérison comme complète, et vient souvent m'en exprimer une reconnoissance bien sincère. Pendant tout son traitement, quoique les applications fussent assez multipliées, la santé du malade n'éprouva aucune espèce de dérangement.

Observation relative à la dartre écailleuse sèche, située d'abord sur les oreilles, et par suite de répercussion, fixée sur la gorge, sous forme d'ulcère rongeant, avec un engorgement de toutes les glandes du cou, et un gonflement extrême de la glande tyroïde.

Madame Maliez, verdurière du Roi, demeurant rue du Marché Saint-Honoré, d'un tempérament bilieux sanguin, âgée de cinquante ans, jouit pendant son enfance et sa jeunesse d'une santé parfaite. A vingt-quatre ans elle se maria, à vingt-cinq devint mère. Ses premières couches se passèrent heureusement ainsi que trois autres qui ne présentèrent rien de remarquable pour l'objet qui nous intéresse. A quarante-trois ans, c'est-à-dire sept ans après ses dernières couches, elle ressentit les premières atteintes d'une éruption écailleuse sèche sur les deux oreilles, accompagnées des démangeaisons ordinaires. Le vice herpétique occasionna bientôt un gonflement considérable dans les glandes du cou et la glande tyroïde. Ce gonflement fut suivi de quelque amélioration dans l'état des oreilles. Depuis la première invasion de la maladie jusqu'à l'âge de quarante-huit ans plusieurs remèdes furent essayés sans succès. A cette époque, un médecin que la malade consulta voulut établir un point de dérivation par le moyen d'un morceau de sain-bois appliqué sur le bras, et employa des lotions d'eau de Barrège sur les oreilles; ces moyens produisirent en apparence un effet des plus satisfaisans : l'éruption disparut en peu de temps; mais cet état d'amélioration ne fut pas de longue durée, et fut suivi d'accidens qui firent bientôt regretter l'ancienne affection, quelque incommode et quelque désagréable qu'elle fût. A cette époque les règles qui avoient eu lieu régulièrement disparurent sans présenter rien de remarquable pour l'observation, puisque cette interruption avoit été précédée par la maladie et de beaucoup d'années. La malade fut attaquée d'un mal de gorge très-grave qui résista aux moyens ordinairement employés dans des cas semblables; en peu de temps il se manifesta un véritable ulcère qui, exerçant rapidement ses ravages sur cet organe, en rongea les parois. La luette fut bientôt emportée dans la suppuration abondante qui s'y établit. La déglutition d'abord pénible devint tout-à-fait impossible. Les premiers talens furent consultés, une variété de moyens employés sans le plus petit changement dans l'état de la maladie; l'engorgement de toutes les glandes du cou, et surtout de la glande tyroïde, ne permit plus à aucun aliment de passer : aussi fut-on obligé de soutenir la malheureuse existence de la malade par le moyen de lavemens et de bouillon de gruau; ces secours précaires ne l'empêchèrent pas de tomber dans un état d'amaigrissement auquel contribuoient aussi une souffrance continuelle et une perte totale de sommeil. Le médecin qui avoit jusqu'alors donné des soins à madame Maliez, désespéré de voir échouer tous ses efforts contre un mal aussi affreux, prévint son mari des justes craintes qu'il avoit d'une catastrophe funeste que l'épuisement de la malade rendoit même prochaine. Cet arrêt fatal, en désespérant toute la famille, réveilla son attention sur un moyen que proposoit, depuis long-temps et sans succès, une personne amie, et qui avoit eu elle-même raison de se louer de mes soins; déterminé à ne laisser rien qui n'eût été tenté, le mari vint me chercher pour voir la malade, c'étoit en janvier 1823.

En trouvant les choses dans un état aussi désespéré, si je ne bannis pas tout espoir de succès, je fus bien loin de le garantir. Je ne fus pas même sans observer les désagrémens auxquels un praticien s'exposoit en se chargeant d'un cas désespéré dont souvent l'injustice faisoit peser sur lui toute la responsabilité. Le désespoir d'une famille éplorée me faisant mettre de côté toute considération personnelle, je consentis à l'entreprendre. Une application ovale de huit pouces sur six fut placée à la nuque; les pastilles anti-herpétiques furent administrées à fortes doses; les tisanes avec les bois sudorifiques furent prescrites sitôt que la déglutition, en se rétablissant, en permettroit l'usage. Quelques heures après que l'application fut faite, son action attractive se fit sentir, car la malade déclara avoir éprouvé du soulagement, même après ce court espace de temps. Il s'établit des sueurs abondantes; au bout de trois jours l'endroit de l'application offroit une peau rouge et écailleuse avec de violentes démangeaisons; la déglutition, quoique pénible, devint possible; car il s'étoit opéré une fonte rapide des glandes du cou. La gorge offrit un mieux évident ; les sudorifiques furent administrés largement ; la nuque, en pleine éruption, fut pansée convenablement ; les progrès de la guérison furent d'une rapidité qui tenoit du prodige, puisqu'au bout de trois semaines la cicatrisation de l'ulcère étoit opérée complètement au point de permettre de manger une côtelette et de supporter le vin ; il ne resta au cou aucun vestige d'engorgement. Le sommeil, inconnu depuis si long-temps, s'étoit rétabli dès le second jour, et avoit été ensuite aussi bon que les sueurs le permettoient. L'éruption de la nuque, après avoir été entretenue près de deux mois, par précaution, se guérit graduellement ; dix-huit mois se sont écoulés depuis l'époque de son traitement, et la malade que j'ai souvent occasion de voir, n'a cessé de jouir d'une santé parfaite ; son embonpoint s'est même considérablement augmenté.

OBSERVATIONS RELATIVES A LA TROISIÈME ESPÈCE, DITE DARTRE CRUSTACÉE OU CROUTEUSE.

Première observation relative à la dartre croûteuse, située sur les mains et les avant-bras, offrant le caractère de l'espèce musciforme.

Madame Arnoult, commerçante, fixée maintenant à Triel, âgée de quarante-deux ans, d'un tempérament bilieux, se présenta chez moi, en 1818, pour réclamer mes soins; elle étoit depuis plusieurs années affectée d'une éruption dartreuse de l'espèce ci-dessus désignée, située sur la partie externe des avant-bras, depuis le coude jusqu'à l'origine des phalanges des doigts qui n'en étoient pas eux-mêmes tout-à-fait exempts. Elle avoit en outre, dans l'intérieur du nez, une espèce d'ulcère dartreux que M. Alibert, qui lui avoit d'abord donné des soins, avoit représenté comme d'une nature très-pernicieuse, et sur lequel il avoit même appliqué la pierre infernale. La douleur affreuse qu'elle avoit éprouvée, le peu de progrès que faisoit la guérison de ses bras, la décidérent à employer mon moyen curatif. Je lui fis de suite un pansement méthodique des parties affectées, en lui recommandant de le renouveler elle-même suivant que le cas l'exigeroit.

Quatre ou cinq jours s'étoient à peine écoulés quand je la vis entrer avec une figure toute déconcertée; elle me montra ses bras considérablement douloureux. Je la rassurai bientôt en lui annonçant qu'avant trois jours un suintement considérable la débarrasseroit entièrement et de la douleur et de l'enflure. En effet, à la prochaine visite qui eut lieu huit jours après, tous ces accidens effrayans étoient calmés, et la guérison faisoit des progrès rapides; sur ma recommandation, elle se proposoit de ne pas s'en tenir aux applications faites sur les bras, mais d'en faire également dans le dos, pour attaquer avec plus d'effet le principe herpétique fixé à l'intérieur du nez. Après six semaines de traitement, non seulement la guérison des bras et des mains fut complète, mais même celle du nez, succès dont je n'aurois osé me flatter moi-même. En cas que l'affection du nez reparût, elle étoit bien décidée à en venir aux moyens que je lui avois proposés; mais la guérison ayant été complète et permanente, elle en est restée au premier traitement.

Deuxième observation relative à la dartre croûteuse musciforme, située sur les mains et les doigts.

Mademoiselle L. C., cuisinière, âgée de vingt-trois ans, d'un tempérament bilieux sanguin, jouit d'une parfaite santé à la campagne où elle passa sa première jeunesse. Cependant, elle se rappelle d'avoir remarqué, à l'âge de seize à dix-sept ans, une petite éruption dartreuse à la partie interne de la cuisse droite, mais sans suite fâcheuse; étant venue à Paris pour se mettre en maison comme cuisinière, le changement d'air, ou la nature de ses occupations, détermina sur les avant-bras et sur les mains une éruption exactement semblable à celle qui a été le sujet de l'observation précédente. Elle réclama les secours administrés à l'hospice de Saint-Louis, se soumit à tous les moyens qu'on jugea à propos d'employer pour sa guérison, tels que vésicatoires répétés, lotions caustiques, bains, douches, etc.

En 1819 elle se présenta chez moi encore pleine du ressentissement le plus vif de toutes ces tentatives infructueuses, et pleine de doute et de prévention contre tout ce qu'on pourroit lui proposer. Je ne fis que rire de son dépit contre le médecine et les médecins que justifioit le souvenir encore récent de ses souffrances et de ses inutiles essais. Les assurances les plus positives, qu'avec des moyens nullement douloureux je comptois obtenir un résultat plus satisfaisant, faisoient peu d'impression sur son esprit. Alors je lui donnai l'adresse de la personne qui a été le sujet de l'observation précédente, et qui étoit guérie depuis quelque temps. Elle se rendit chez elle ; mais en voyant ses mains, il fut difficile de la convaincre qu'elles avoient été plus malades que les siennes. D'après les assurances que lui donna cette dame qui eut la bonté d'entrer dans les détails de tout ce qu'elle avoit éprouvé, elle revint à moi convertie à une confiance difficile à établir, en raison des essais infructueux qui l'avoient trompée. L'observation étant presque entièrement conforme à la précédente, le résultat en fut exactement le même, c'est-à-dire, les deux bras et les mains furent entièrement guéris, et sa santé générale éprouva une amélioration très-remarquable. Ce dernier résultat est presque uniforme dans tous les traitemens.

Troisième observation relative à la dartre croûteuse, disséminée sur toutes les parties du corps.

M. C., homme de lettres, âgé de vingt-neuf ans, d'un tempérament bilieux sanguin, fut à l'âge de dix-huit ans attaqué, pour la première fois, de l'éruption de l'espèce ci-dessus mentionnée : ses progrès furent d'abord si lents, qu'il n'en conçut pas une grande alarme. Mais cependant cette marche insidieuse ne permit pas long-temps au malade de s'endormir sur sa position. Il consulta les praticiens les plus renommés pour ces sortes d'affections ; des voyages fréquens dans diverses parties de l'Europe, et même en Asie, en lui fournissant l'occasion d'observer que le changement de climats n'avoit aucune influence sur sa maladie, lui procurèrent l'avantage de mettre à contribution les lumières des praticiens les plus distingués de ces diverses contrées. Il fut loin d'avoir raison de se louer des conseils qui lui furent donnés, puisqu'après plusieurs années il rapporta dans sa patrie son affreuse maladie qui n'avoit fait qu'augmenter d'intensité ; car toutes les parties du corps, sans en excepter la tête, devinrent le siége de cette affreuse végétation, si je puis m'exprimer ainsi. L'aspect hideux et la saleté qui accompagnent ces affections étoient le seul inconvénient dont il souffrît, car il n'éprouvoit pas la moindre démangeaison. J'ai remarqué que toujours cette espèce est exempte de ce symptôme qui accompagne presque généralement les autres.

Lié par des relations littéraires avec tout ce que la capitale a de plus distingué dans les sciences, il fut loin de négliger l'occasion qu'il avoit de recourir aux lumières des praticiens les plus renommés. Ces conseils furent suivis avec une scrupuleuse ponctualité. Cependant la maladie triompha du régime le plus sévère, et des remèdes les plus héroïques. Le seul résultat fut un affoiblissement considérable des fonctions digestives, et un dépérissement de la santé générale. La persévérance du malade ne s'en tint pas là : déterminé à tout essayer, il se détermina à suivre dans toute sa rigueur le traitement de l'hôpital Saint-Louis, et se mit sous la direction spéciale de M. le docteur Biet. Six mois furent consacrés à ce traitement, nuls soins ne furent négligés du côté du médecin, du côté du malade nulles privations ne furent épargnées pour en assurer le succès. Mais de tant de sacrifices, de tant de persévérance, le malade désespéré ne retira pas même le moindre allègement à ses maux.

La seconde édition de mon ouvrage parut ; il en eut connoissance ; si ses espérances constamment trompées ne permirent pas à son cœur de se rouvrir à une simple lueur d'espoir de guérison, son attention fut vivement intéressée, et par l'importance des observations aussi concluantes qu'authentiques, et par les noms d'un grand nombre des praticiens les plus marquans dans la capitale ; il en consulta même plusieurs pour avoir leur opinion, et sur la sûreté du traitement, et sur les chances de succès. Leur témoignage ayant été des plus encourageans, il se décida à faire ce qu'il appeloit un nouvel essai. Dans des circonstances semblables la défiance devient bien excusable.

En septembre 1822, M. C. commença à recevoir mes soins. Un changement total dans le régime sévère qu'il avoit suivi jusqu'alors, l'interruption d'une foule de tisanes qui avoient exténué ses forces, et l'opération prompte du remède, concoururent efficacement à produire dans tout le système une amélioration frappante. Pendant les deux premiers mois, les applications produisirent rapidement l'effet le plus salutaire, au point que le malade, encouragé par des commencemens si heureux, ne doutoit pas d'une guérison prompte et certaine. Je n'étois pas si facile à me laisser séduire par ces apparences, toutes flatteuses qu'elles fussent. Mon expérience m'avoit appris à ne pas trop m'y fier. Ces craintes de ma part furent justifiées par l'événement; car l'état d'amélioration des premiers mois commença par être stationnaire. Le remède parut ne plus produire d'effet, et la maladie braver l'influence des applications. Nous avions trop peu de confiance aux autres moyens pour en tenter aucun. Il ne me fut pas difficile de convaincre mon malade que six mois d'applications constantes, en accoutumant le système dermoïde à ce genre de stimulus, pouvoient en avoir atténué et même anéanti l'effet, Je lui conseillai donc une interruption complète du traitement pendant plusieurs mois. Il se rendit à mon avis, et fit un voyage assez éloigné. Cinq mois s'étoient écoulés dans cette inaction, la maladie n'avoit point augmenté d'intensité à cette époque : il fut tenté de faire un nouvel essai avec une petite quantité de remède qui lui restoit. L'effet fut on ne peut plus prompt, et le résultat si satisfaisant, qu'il conçut un espoir plus grand que jamais d'une guérison complète.

Ayant encore quelques mois à passer à la campagne, le malade, en m'instruisant de cet heureux essai, me pria de lui faire expédier tout ce qui étoit nécessaire pour recommencer son traitement avec une nouvelle vigueur. De retour à Paris, j'eus la satisfaction de voir un succès complet : une année s'est presque écoulée depuis la guérison, sans qu'il se soit manifesté aucun symptôme de rechute. L'intérêt que M. le docteur Biet avoit toujours témoigné à M. C. ne lui permit pas de douter que ce praticien n'eût assez de noblesse et d'élévation dans l'âme, pour voir avec plaisir une guérison opérée par une méthode autre que la sienne. Il se présenta donc chez lui, en 1824, lui montra toutes les parties de son corps jadis si malades, et, au milieu de son étonnement, en reçut les félicitations les plus cordiales; procédé que l'on doit attendre d'un homme trop distingué par ses propres succès lui-même, pour être jaloux de voir cueillir par un autre quelques lauriers dans la même carrière.

Quatrième observation relative à la dartre croûteuse, située sur la figure, et de l'espèce stalactiforme.

Mlle G., âgée de trente-deux ans, d'un tempérament bilieux sanguin, cuisinière de son état, jouit d'une santé parfaite jusqu'à l'âge de vingt-huit ans. A cette époque, elle perdit une somme considérable, fruit de longues économies; la surprise et le chagrin qu'elle en éprouva produisirent un tel effet sur son système général, que de ce moment les règles qui avoient été très-régulières jusqu'alors, furent supprimées totalement pour ne plus reparoître, malgré tous les efforts que l'on fit pour les rétablir, et les précautions que l'on prit pour prévenir les suites de cette suppression. Il s'étoit à peine écoulé quelques mois, qu'elle éprouva une multiplicité de malaises : la saignée, les sangsues, les bains de pieds, lui procuroient un soulagement; mais il étoit peu considérable et passager.

Enfin, la figure, le nez et les lèvres devinrent le siége de gros boutons bosselés, qui se couvrirent par degrés d'écailles groupées les unes sur les autres, et, se terminant en pointe émoussée, firent prendre à la maladie le caractère de l'espèce ci-dessus désignée. Cette éruption étoit accompagnée plutôt d'un sentiment de cuisson que des démangeaisons propres aux autres espèces. La malade se rendit à l'hôpital Saint-Louis, suivit avec la plus grande exactitude le traitement qui y est administré. Après un séjour de six mois; elle en sortit dans un état pire que quand elle y étoit entrée. En octobre 1820, elle réclama mes soins. L'absence des règles, et un état pléthorique très-prononcé dans le sujet m'en présentant l'indication, je procédai par une saignée, ensuite les pansemens furent faits, et leur effet secondé par les remèdes internes appropriés au cas.

J'avois alors chez moi un médecin anglais, professeur de l'Université de Cambridge; il étoit à Paris pour prendre connoissance des hôpitaux de la capitale, et de la pratique qu'on y adopte. L'hospice Saint-Louis étoit surtout l'objet de ses observations. Je lui montrois, quand je le pouvois, les cas intéressans qui se présentoient à moi; il suivit avec la plus grande exactitude l'observation dont il est question; il fut étonné de la marche rapide de la guérison qui, à la rougeur près, fut complète en deux mois et demi.

OBSERVATIONS RELATIVES A LA QUATRIÈME ESPÈCE, DITE DARTRE VÉSICULAIRE.

Première observation.

Madame la comtesse de ***, âgée de cinquante-cinq ans, d'un tempérament bilieux sanguin, et d'une constitution délicate et irritable, fut à l'époque de la puberté, et à celle où elle devint mère, attaquée d'une éruption dartreuse qui occupoit toute la poitrine. Cependant l'établissement des règles et les diverses sécrétions, suites des couches, la firent disparoître à peu près entièrement. Néanmoins, la présence du virus herpétique ne laissa pas de se manifester par une foule d'accidens, tels qu'érysipèles fréquens, flueurs blanches. A l'époque de sa cinquantième année, la perte d'une sœur chérie ébranla tellement tout son moral, qu'il lui survint tout à coup un tremblement nerveux général, et une contraction spasmodique dans tout le côté droit.

En février 1819, madame la comtesse de *** fut saisie d'une fièvre bilieuse ; la foiblesse et l'irritabilité du sujet, en bannissant l'usage de tout moyen énergique, prolongèrent cette maladie à peu près à six semaines.

M. Bougon, son médecin, avoit jusqu'alors donné à sa malade des soins que dans la suite nous ne cessâmes de lui donner de concert. La maladie étoit sur son déclin, et la convalescence s'établissoit de jour en jour. Mais, malgré cette amélioration, il existoit toujours un symptôme alarmant; c'étoit la foiblesse extrême de l'estomac, que quelques cuillerées à café de bouillon coupé surchargeoient au point d'occasionner des étouffemens et des syncopes. C'est sur ces entrefaites que j'observai sur le cou et sur la poitrine une légère efflorescence farineuse. Je lui proposai de suite l'usage d'une application proportionnée à ses forces, lui promettant de déterminer à la surface le vice herpétique, sur l'existence duquel je n'avois plus de doute, et auquel on étoit fondé de rapporter les accidens actuels. Ma proposition ayant été goûtée de la malade et approuvée de M. Bougon, nous ne mîmes dans son exécution que le délai nécessaire aux forces pour la refaire un peu.

Cependant ce délai ne fut pas long, à cause de la persuasion où nous étions, que la rétropulsion du virus herpétique pouvoit beaucoup influer sur l'état de l'estomac. L'événement justifia pleinement notre jugement; car, au bout de quelques jours de l'application d'un emplâtre, de la grandeur d'une pièce de six francs, l'estomac recouvra ses fonctions. L'effet local de l'application fut l'épaisissement, ensuite l'exfoliation de l'épiderme, avec un peu de suintement, ensuite dessiccation. Encouragés par ce premier succès, nous fîmes une seconde application à la partie supérieure gauche de la poitrine. Quelques jours après, il se manifesta une foule d'élévations sur toutes les parties du corps; des applications successives ne firent que développer et entretenir cette éruption, qui prit le caractère d'une dartre érithmoïde, et qui, fidèle à la marche de cette maladie, changea plusieurs fois de place, parut s'éteindre, pour reparoître tout à coup avec plus d'intensité que jamais. Nous eûmes plusieurs fois l'occasion d'observer que, suivant que cette éruption se portoit à la surface, ou rentroit dans le système, la santé de la malade étoit bonne ou mauvaise. Sept ou huit semaines se passèrent dans ces variations. Au bout de ce terme, l'éruption s'amortit graduellement, et finit par s'éteindre tout-à-fait. Depuis, la malade a joui d'une santé aussi bonne que le lui permettoient de l'espérer, une constitution naturellement frêle, et beaucoup d'affections morales du genre le plus pénible à supporter.

Deuxième observation relative à la dartre vésiculaire.

Madame R.***, âgée de trente-quatre ans, d'un tempérament bilieux sanguin, jouit, pendant toute sa jeunesse, d'une santé parfaite. Ayant eu trois enfans, ses grossesses furent extrêmement orageuses par suite des vomissemens qui, du moment qu'elle étoit enceinte, ne la quittoient qu'à ses couches, qui furent cependant très-heureuses, et suivies d'un prompt rétablissement. Cependant, elles offrirent cette singularité que dans aucune d'elles, il ne se manifesta aucune fièvre de lait. Je serois plutôt porté à croire qu'elle fut si foible, qu'elle échappa à l'observation de la sage-femme; car l'absence de tout mouvement fébrile auroit dû conduire à des accidens, et la malade n'en éprouva aucun.

Néanmoins, à l'âge de vingt-huit ans, elle commença à éprouver de légères démangeaisons dans tout le corps; quelques boutons même se manifestèrent de temps en temps, tantôt sur une partie, tantôt sur une autre. Chaque année vit augmenter ces accidens. Sa peau, naturellement fine, se recouvrit par degrés d'une espèce de croûte sale, les cuisses furent parsemées de taches cuivrées; les démangeaisons alloient toujours en augmentant, surtout quand le grand air ou le soleil sembloient provoquer la sortie d'une éruption concentrée par le manque d'exercice, et une habitation humide et mal aérée. Sa santé générale n'avoit pas été sans dépérir d'une manière sensible. Après avoir essayé à peu près de tout, elle vint réclamer mes soins. Après lui avoir expliqué la nature du traitement, je lui communiquai l'adresse de plusieurs malades que j'avois traités, pour confirmer la confiance qu'elle étoit déjà disposée à m'accorder. Je procédai à son traitement, par une application assez modérée dans le dos, en la prévenant de la manière d'agir du remède. Rien ne fut capable d'ébranler sa résolution, tant étoit grande son impatience de guérir. L'effet fut d'une promptitude à me surprendre moi-même ; car, dès le quatrième jour, cette éruption, long-temps concentrée, se porta à la peau avec une violence extraordinaire. Une grande agitation et un embrasement général qui précède et annonce les éruptions des exanthèmes, répandirent une agitation considérable dans tout le système. Il se manifesta bientôt sur tout le corps une infinité de plaques rouges, comme des morsures de punaises, et de larges vésicules, accompagnées de grandes démangeaisons. Le dos, siége de la première application, offrit une suppuration ichoreuse et d'une abondance étonnante. Les sueurs aussi devinrent d'une abondance extrême, au point d'inonder la malade, qui déclaroit n'avoir jamais pu transpirer de sa vie dans quelque circonstance que ce fût.

Cette marche subite et violente étonna un peu la malade, qui, dès le troisième jour, commençoit à se plaindre de l'inefficacité de mon remède. Son courage, cependant, n'en fut pas ébranlé. Au reste, je ranimois sa constance, en l'assurant que sa guérison en seroit d'autant plus prompte et plus certaine, que les effets étoient plus prompts, et que ces accidens, nullement dangereux en eux-mêmes, se dissiperoient bientôt. Au reste, la santé générale resta toujours très-bonne, le sommeil passable, quoique quelquefois interrompu par les démangeaisons; outre l'application du dos, les parties affectées furent pansées convenablement, et aussi souvent que le suintement le rendit nécessaire. Après quatre semaines de traitement, l'agitation nerveuse, et une irritabilité toute particulière me firent supprimer toutes les applications et recommander des soins qui rétablirent bientôt le calme, et favorisèrent la sortie de l'éruption déjà déterminée à la surface. Je recommandai aussi des bains de vapeur, pour achever la sortie du virus herpétique, que la brièveté du temps que les applications avoient été gardées, n'avoit pu entièrement subjuguer. Les deux premiers procurèrent un grand soulagement; mais un troisième réveillant cette malheureuse irritabilité constitutionnelle, il se fit une nouvelle éruption violente, et accompagnée de démangeaisons insupportables. La malade, alors, perdit toute patience, témoigna le désir d'employer d'autres moyens et de suivre d'autres conseils.

Mes derniers avis se bornèrent à lui recommander la persévérance dans l'usage des bains de son. J'ai appris par la suite qu'elle avoit suivi ce conseil, et s'en étoit très-bien trouvée. J'ai été plus fâché que surpris d'une impatience motivée par la marche extraordinaire de cette espèce d'éruption et le résultat de tous les moyens de guérison employés pour la combattre; j'ai eu une nouvelle preuve de cette marche bizarre dans les détails intéressans que m'a communiqués une dame qui, pendant trois années entières, a éprouvé cette maladie à un degré d'intensité toute particulière. Pour en donner une idée, il suffit de dire que, malgré les avis des plus grands praticiens, malgré les soins les plus multipliés et dirigés par M. Dubois, les ravages de la maladie furent tels, que tout le corps se dépouilla à plusieurs reprises de son épiderme qui tomboit par lambeaux, au milieu d'une abondante suppuration ichoreuse, et que les ongles des mains et des pieds furent emportés dans ce désordre général. Les émolliens furent les seuls moyens employés. La malade guérit à peu près, mais elle n'en est pas moins encore sujette à des maux de tête affreux et à des rechutes partielles de son ancienne et affreuse maladie. Cette observation ne paroît pas précisément appartenir à mon sujet, puisque la malade n'a pas suivi mon traitement; mais, d'après sa gravité et les traits de ressemblance qu'il offre avec le sujet de l'observation présente, ce cas m'a paru digne d'être cité.

Troisième observation relative à la dartre vésiculaire, de l'espèce urticaire.

M. Le S**, âgé de soixante-dix-sept ans, d'un tempérament sanguin, jouit jusqu'à l'âge de soixante-dix ans d'une bonne santé non interrompue. A cette époque il fut, pour la première fois de sa vie, atteint d'une éruption de petits boutons à pointes blanches et remplis d'une eau claire ; quoique disséminés sur tout le corps, ils se fixèrent surtout en forme de zône sur le côté gauche, et sur les jambes depuis le genou jusqu'à l'origine des orteils. Les démangeaisons, les agacemens de nerfs que cette maladie lui occasionnoit, sont au-delà de toute expression ; sa santé générale finit même par être affectée d'une insomnie presque perpétuelle et de souffrances dont il n'étoit jamais un instant exempt. On s'imagine facilement qu'avec une maladie aussi grave, et à portée de la capitale, il ne fut pas sans consulter tous les hommes de l'art. Tous les moyens qui lui furent recommandés furent essayés; et le resultat fut le même que pour tant d'autres victimes de cette affreuse maladie.

En décembre 1823, mon ouvrage lui étant tombé dans les mains, sa lecture, en ranimant son espoir, le détermina à s'adresser à moi. Un âge aussi avancé me rendit très-circonspect dans les promesses de guérison que je lui fis, et je n'allai pas au-delà d'un soulagement qui, par comparaison avec son état présent, seroit une espèce de guérison. Content de ces assurances, quoique au-dessous des désirs de tout malade qui naturellement souhaite une guérison parfaite, il se mit entre mes mains. Depuis un temps considérable, et surtout depuis l'invasion de la maladie, l'épiderme avoit contracté une sécheresse et une chaleur extraordinaires ; nécessairement, depuis long-temps, il n'y avoit plus aucune transpiration, quelque élevée que fût la température. Mon premier soin fut de rétablir cette sécrétion par le moyen des sudorifiques et des préparations d'antimoine. Les intestins, engorgés par une constipation habituelle, furent débarrassés, les applications furent faites sur les deux jambes à la fois. Je pouvois à peine résister à l'impatience du malade qui, n'écoutant que sa souffrance, en auroit couvert tout le corps. Il s'établit de suite aux jambes un suintement considérable qui, en calmant les démangeaisons, débarrassa par degrés les parties voisines. Après la première quinzaine, je permis une application sur le centre de la zône, où le malade éprouvoit une irritation insupportable. Il s'établit également sur ce point une suppuration considérable qui, en peu de temps, nettoya toutes les parties voisines. Au bout de six semaines de traitement, le corps étoit entièrement revenu à un état sain; l'éruption s'étoit bornée à la partie moyenne des deux jambes, où un suintement considérable et des démangeaisons passagères nécessitoient des pansemens fréquens. A mesure qu'une partie se nettoyoit de l'éruption, je la faisois frotter avec un cérat siccatif et cicatrisant, pour donner un peu d'énergie à un tissu affoibli par de longues suppurations. La santé générale du malade se rétablit à mesure que le repos devint plus naturel, et qu'un calme général succédant à l'agitation perpétuelle que lui causoit sa cruelle maladie, un peu d'exercice devint praticable. Cependant, après trois mois de traitement, les jambes sont encore et seront probablement plus long-temps le siége d'une éruption périodique, mais passagère, au grand bénéfice du système général. Dès le commencement du traitement, j'ai eu soin de prévenir le malade que, suivant toute probabilité, vu son âge, il seroit plus ou moins long-temps obligé de porter deux petites applications aux jambes ; en établissant sur ces parties un point d'irritation, elles entretiendront une santé parfaite dans le reste du corps, et procureront, sans les mêmes inconvéniens, tous les avantages d'un émonctoire.

OBSERVATIONS RELATIVES A LA CINQUIÈME ESPÈCE, DITE DARTRE TUBERCULEUSE, QUI COMPREND LA PUSTULEUSE.

Première observation.

Madame B***, âgée de quarante ans, d'un tempérament bilieux sanguin, passa sa première jeunesse sans aucune espèce d'indisposition; elle devint ensuite mère de plusieurs enfans, sans que sa santé souffrît aucun dérangement; cependant, à l'âge de trente ans, quelques boutons commencèrent à se manifester à la figure. Elle eut de suite recours à M. le docteur Alibert, que j'ai été obligé de citer dans presque toutes mes observations; la célébrité méritée que lui a acquise son grand ouvrage lui donne un titre trop bien établi à la confiance publique, pour que, dans des cas semblables, on ne s'adresse pas de suite à lui. C'est ce que fit madame B***, mais tous les moyens employés n'eurent pas pour elle un résultat plus heureux que pour tant d'autres.

La malade se trouvoit liée par des relations de société avec une autre dame à laquelle j'avois donné des soins suivis d'un succès des plus satisfaisans. Quoique ayant sous les yeux un exemple d'une réussite complète, elle fut encore long-temps à se décider à employer mon procédé; cependant, comme la maladie redoubloit tous les jours d'intensité, elle se détermina à réclamer mes soins. Les boutons, bien plus nombreux sur la figure, avoient gagné même la poitrine; leurs progrès rapides ne nous permirent pas d'attendre un temps un peu plus favorable, car c'étoit au milieu des rigueurs de l'hiver de 1816 que commença le traitement : la première application fut faite sur le dos et renouvelée quinze jours après; elle y détermina une éruption de boutons d'une grosseur considérable; on en fit ensuite sur la poitrine et sur les bras avec un semblable résultat; enfin la figure fut recouverte pendant trois semaines. Pendant cet espace de temps, il se développa un nombre considérable de grosses pustules, qui, après avoir parcouru rapidement leurs périodes, finirent par s'éteindre graduellement et laissèrent la peau saine plus fine même qu'avant la maladie et sans laisser la plus petite marque. Pendant ce traitement de six semaines seulement, la malade n'éprouva pas le moindre accident aux démangeaisons près qui furent excessives, dans le dos surtout. La rigueur de la saison, l'état d'amélioration qu'éprouvoit madame B**, nous déterminèrent à en rester là;

car, vu l'ancienneté de la maladie, j'aurois désiré prolonger ce traitement au moins à trois mois : aussi, un an après, la malade eut-elle une petite rechute qui céda à quelques applications. Depuis cette époque jusqu'à celle où j'écris, c'est-à-dire huit ans après, madame B** n'a cessé de jouir d'une excellente santé.

Deuxième observation relative à la dartre tuberculeuse, avec complication d'accidens laiteux.

Madame Eliza B...., de Lésigny en Brie, d'un tempérament bilieux lymphatique, passa sa jeunesse sans aucune maladie digne de notice : elle devint mère à l'âge de dix-huit ans. Il y avoit quatorze mois qu'elle nourrissoit son enfant, quand une chute dans un fossé plein de neige supprima tout à coup son lait: aussitôt tout son corps, surtout sa figure et sa poitrine, furent couverts d'une éruption de gros boutons d'un rouge livide, accompagnés d'une fièvre violente, d'élancemens douloureux, de crampes d'estomac et d'étourdissemens. Cet état de souffrance, qui dura trois semaines, ne l'empêcha pas de devenir enceinte pour la seconde fois. Alors cette éruption s'éteignit graduellement, et les accidens qui l'accompagnoient disparurent en même temps. La grossesse ni les couches n'offrirent rien de remarquable, si ce n'est que peu de jours après être accouchée, elle fut frappée d'un coup d'air qui causa dans le sein un abcès connu sous le nom de poil. La sécrétion du lait, qui d'abord avoit été diminuée par cet accident, se rétablissoit peu à peu, quand, quinze jours après ses couches, le feu prit à sa maison : c'étoit en octobre 1818. Une suppression totale des vidanges, et un nouveau trouble dans la sécrétion du lait, furent le résultat de la frayeur et du froid qu'elle éprouva lorsqu'on la transporta hors de sa maison dans une couverture de laine.

Ces accidens commençoient à céder à un allaitement continué avec assiduité, quand la mort de son enfant la priva de ce moyen de salut. Malheureusement elle ne prit aucune précaution contre les effets d'un allaitement aussi promptement interrompu. Aussi ne fut-elle pas long-temps sans éprouver une foule d'accidens, tels qu'une toux violente avec expectoration, qui redoubloit d'intensité avant et après les règles qui se rétablirent en effet, mais qui étoient accompagnées de douleurs affreuses. Le ventre resta dur, balloné, volumineux ; l'estomac fut sujet à des spasmes fréquens ; les digestions devinrent pénibles ; une pâleur et un amaigrissement général donnoient les plus vives inquiétudes sur sa position quand on réclama mes soins pour elle. C'étoit vers la fin d'avril, c'est-à-dire six mois après l'invasion de la maladie. M. le professeur Bougon, avec lequel je donnois alors des soins à madame la comtesse de Rougeville en son château, a encore été témoin du traitement dont il est ici question, et de son résultat.

Une application fut faite entre le creux de l'estomac et le bas-ventre : on lui donna une dimension de six pouces de diamètre ; la malade peu endurante supporta avec beaucoup d'impatience les démangeaisons qui furent considérables, et que suivit bientôt une éruption considérable de boutons, tant sous l'application qu'alentour. Au bout de quinze jours il s'établit un écoulement considérable et laiteux de la matrice, qui dura six jours. Elle eut encore quelque ressentiment de la toux et des douleurs d'estomac ; mais ces accidens se dissipèrent de suite. Les applications furent renouvelées aussi fréquemment qu'il fut nécessaire. Après une seconde quinzaine de traitement, il se développa une véritable fièvre de lait. Au grand étonnement de la malade, les seins se gonflèrent, le lait s'en écoula avec la même abondance et les mêmes sensations que si les couches venoient d'avoir lieu. Cet état extraordinaire causa les plus vives alarmes à la malade. On réussit cependant à la rassurer en lui faisant comprendre que ces effets ne pouvoient lui être que favorables; on lui enjoignit seulement les mêmes précautions que l'on doit avoir dans les circonstances et l'époque auxquelles elle paroissoit être reportée par le remède. En effet, après cette espèce de fièvre, les lochies s'établirent. A peu près quinze jours se passèrent dans ces sortes de sécrétions. Il se manifesta aussi sur tout le corps une éruption des mêmes boutons qui autrefois étoient accompagnés d'une démangeaison considérable. La malade effrayée attendoit avec inquiétude le résultat d'une aussi étrange révolution. Mais quelles furent sa surprise et sa satisfaction de voir son ventre réduit à la dimension ordinaire, sa toux disparoître sans retour, son estomac recouvrer ses fonctions, la santé avec son coloris éclaircir son teint jadis couleur de cire sale. Quelques applications auxquelles il ne fut plus difficile de la persuader, dissipèrent complètement l'éruption. Les règles survenues, et à leur époque, n'ont plus été ni précédées, ni suivies des accidens qui avoient coutume de rendre cette époque si orageuse. Son appétit se rétablit complètement, ainsi que sa santé générale, après un traitement d'environ deux mois.

Troisième observation relative à la dartre tuberculeuse, à la suite d'un érysipèle.

M. B**, âgé de trente-six ans, d'un tempérament bilieux sanguin, fut, il y a quatre ans, attaqué d'un érysipèle : son médecin, cédant aux instances déplacées que lui fit le malade de le débarrasser promptement de cette indisposition, ne donna peut-être pas tout le temps à l'éruption de sortir, et en troubla la marche par un purgatif administré trop tôt. Ce qu'il y a de certain, c'est que de ce moment M. B. éprouva une foule de symptômes désagréables, tels qu'un manque d'appétit, un accablement général, un sommeil orageux et interrompu; enfin un malaise qu'il ne pouvoit rapporter à aucune cause particulière. De temps en temps il se manifestoit sur diverses parties du corps des boutons d'une grosseur considérable; mais cet effort impuissant lui donnoit une douleur locale sans attaquer le principe de la maladie, et par conséquent sans procurer aucun soulagement. Après avoir supporté près d'un an cet état qui ne faisoit qu'empirer tous les jours, il réclama mes soins; d'après les circonstances qui précèdent, je ne doutai pas que l'éruption imparfaite de l'érysipèle ne fût la cause de tout ce qu'il éprouvoit, et qu'en le rappelant, le rétablissement ne fût prompt et certain. Je commençai par des applications dorsales, où il se fit une éruption pustuleuse des plus considérables; les parties qui annonçoient dans la maladie une tendance à s'y porter, furent pansées successivement. Le succès du traitement local fut secondé par les sudorifiques et les dépuratifs. Du moment de l'éruption, tous les accidens énumérés ci-dessus se dissipèrent rapidement; les forces se rétablirent en peu de temps; l'appétit devint très-bon, le sommeil naturel; en un mot, la santé devint aussi bonne que jamais, et n'a pas éprouvé depuis la plus légère atteinte. Le malade n'éprouva pas le plus petit dérangement dans les occupations attachées à son commerce.

Quatrième observation relative à la dartre tuberculeuse, avec complication d'une prédominance lymphatique.

M. Chr., âgé de vingt-huit ans, d'un tempérament bilio-lymphatique, fut dès l'âge de dix-huit ans sujet à une éruption de gros boutons qui occupoient toutes les parties de la figure; les autres parties du corps, quoique moins affectées de la maladie, en offroient cependant un grand nombre; le cuir chevelu n'en étoit pas même exempt. Le malade avoit consulté tous les médecins les plus célèbres de l'Allemagne, sa patrie. A son arrivée à Paris, il s'étoit également empressé de profiter de toutes les ressources qu'offre une capitale qui est le point central de toutes les connoissances.

A la publication de la première édition de mon ouvrage, il en fit l'acquisition et vint réclamer mes soins, en me témoignant son approbation sur ma manière de considérer la maladie et de la traiter, en me déclarant qu'il espéroit, de ce mode de traitement, un résultat plus satisfaisant que de tous ceux qu'il avoit suivis jusqu'alors. Ce témoignage me fut d'autant plus flatteur, que celui qui me le donnoit étoit aussi distingué par son érudition que par le poste important qu'il occupoit dans une ambassade du nord de l'Europe.

La figure étant le siége principal de la maladie, il fallut qu'il consentît à se séquestrer pour un mois. Il le fit avec la résignation qui sied à un homme déterminé à obtenir une guérison complète, et à ne négliger aucun moyen de l'obtenir. Je le plaçai, à cet effet, dans la maison de santé de M. Blanche, à Montmartre, où la bonté de l'air et les soins zélés que l'on éprouve dans ce bel établissement, pouvoient dédommager le malade de son pénible sacrifice. Après un mois d'un traitement complet, il en sortit; j'aurois désiré l'y retenir encore quelques jours, car la rougeur de la peau qui avoit succédé à celle que les applications avoient enlevée, la rougeur plus grande encore du siége des anciens boutons, rendirent pendant quelques jours sa guérison moins apparente qu'elle étoit complète; mais l'air rendit en peu de temps à la figure son ton de chair naturel; il put alors apprécier le résultat du traitement, qui fut des plus satisfaisans pour lui. Le hasard me fournit un jour l'occasion de rendre témoin de ce succès M. le docteur Prost, ancien propriétaire de la maison de santé; car tandis que je causois avec lui dans une rue, le sujet de cette observation nous donna, en passant à quelque distance de nous, une occasion de l'observer à notre aise. Son état présent étoit tel que M. le docteur pouvoit à peine croire qu'il eût été aussi malade que je le lui avois dit dans une autre occasion. Il put, au reste, s'en convaincre, puisqu'il en avoit la facilité dans les visites fréquentes qu'il faisoit à son ancien établissement.

Cinquième observation relative à la dartre tuberculeuse, dite communément couperose.

M. Ménessier, huissier à la Cour royale, âgé de cinquante-trois ans, d'un tempérament bilieux sanguin, fut, en l'année 1800, attaqué d'une éruption qui se fixa à la figure, et y prit le caractère de la plus mauvaise espèce de l'acné punctata ou couperose. Fidèles à la marche de cette éruption, les boutons occupant le front, le nez, les pommettes et le menton, parcouroient régulièrement leurs périodes d'inflammation, de suppuration et d'incrustation ; le tout accompagné d'une rougeur ardente et d'une démangeaison que nulle expression ne peut rendre. On pourra cependant s'en former une idée, quand on saura que l'aspect hideux que présentoit cette maladie, et la souffrance affreuse qu'éprouvoit le malade, lui avoient fait plusieurs fois concevoir l'affreux projet de terminer ses souffrances avec sa vie; la nuit surtout étoit le temps, et le lit le lieu de son supplice. Comme, malgré toutes les résolutions possibles, il ne pouvoit s'empêcher de se mettre la figure en sang, on lui attachoit les mains; mais cette précaution qu'il sollicitoit lui-même, devenoit bientôt inutile; car les démangeaisons, en triomphant de toute sa fermeté et de sa patience, le jetoient dans un tel état d'irritation, qu'il se frottoit sur le premier meuble qui se présentoit, et cherchoit à suspendre la démangeaison, par la cuisson qui suivoit le déchirement de la peau. Cette souffrance, tout aiguë qu'elle étoit, devenoit un soulagement pour lui. Le récit de ses souffrances, fait par lui-même, est vraiment capable de glacer d'effroi.

Il consulta un grand nombre des médecins les plus distingués, sans retirer le moindre avantage de tous leurs conseils. En 1806, il réclama mes soins. Tous les moyens de guérison que les ouvrages anciens et modernes recommandent, tous ceux que la pratique, suivie à l'hôpital Saint-Louis, adopte, furent employés pendant quatre mois consécutifs. Le malade ne fut pas sans éprouver une amélioration considérable et même qui approchoit d'une guérison complète ; mais, chaque année qui suivit ce traitement, son effet parut s'éteindre graduellement, et la maladie reprendre son ancienne intensité. En 1813, elle étoit presque revenue au même degré où je l'avois trouvée. Quand le malade réclama de nouveau mes soins, je lui proposai mon nouveau mode de traitement, il l'accepta de suite, et ne mit dans son emploi que le délai rendu indispensable par quelques arrangemens nécessaires avant un mois de réclusion. La première application fut faite sur la figure ; dès ce moment cessation complète de toute démangeaison ; par conséquent, repos de cinq heures la première nuit, chose qui étoit bien nouvelle pour lui ; car, depuis long-temps, il ne connoissoit plus les douceurs du sommeil. Les nuits suivantes le sommeil fut tout-à-fait naturel, et n'a cessé d'être tel depuis. Il s'établit de suite sur la figure une suppuration d'une abondance extraordinaire, et qui nécessita un renouvellement fréquent des applications. Quinze jours après le commencement du traitement, une autre application fut faite sur le dos; mais elle ne produisit aucun effet apparent. Au bout d'un mois, suivant la promesse qui lui en avoit été faite, le masque fut ôté, et la figure offrit une peau pâle et maigrie en quelque sorte par l'affaissement de toutes les parties tuméfiées, mais souple et parfaitement saine. Quelques lotions astringentes furent employées pour raffermir le tissu de la peau un peu relâché et par la maladie et par le séjour des applications, et terminèrent la guérison qui fut complète. Cependant l'application du dos fut entretenue pendant plusieurs mois pour prévenir une rechute que la gravité toute particulière du cas ne rendoit pas improbable; cependant nos craintes se sont trouvées sans fondement, car, depuis neuf ans, la santé du malade n'a pas éprouvé la plus petite atteinte qui ait rapport avec la maladie en question.

Sixième observation relative à la dartre tuberculeuse, dite scrophuleuse rongeante.

Mademoiselle Hortense Ricart, de Boulogne, âgée de dix-neuf ans, d'un tempérament bilieux lymphatique, jouit d'une santé parfaite jusqu'à l'âge de douze ans. A cette époque, elle fut attaquée d'une éruption dartreuse de l'espèce tuberculeuse, et désignée communément sous le nom de dartre scrophuleuse rongeante. La maladie se manifesta d'abord par un petit bouton sur la joue droite; tout fut tenté pour le faire disparoître, mais sans succès; les progrès du mal n'en devinrent que plus rapides : le nez et la joue gauche furent bientôt envahis par l'éruption qui tantôt présentoit une suppuration abondante et tantôt une desquammation qui se renouveloit sans cesse, le tout accompagné d'une démangeaison insupportable.

Elle eut recours, et se soumit avec une constance infatigable aux traitemens employés dans l'hospice Saint-Louis, pendant dix-huit mois : cent quatre-vingts bains de Barrège , les douches, les lotions usitées furent employés; le tout sans succès. La maladie suivit ensuite, sous la direction de M. le docteur Jadelot, un traitement anti-vénérien porté au plus haut degré de vigueur. Autant que je pus le deviner par les particularités qui m'en furent communiquées, loin que la maladie offrît le moindre degré d'amendement, l'aile droite du nez commença à être endommagée par l'application des divers caustiques auxquels on eut recours : tel étoit l'état dans lequel elle se trouvoit au 15 décembre 1818, époque à laquelle elle réclama mes soins.

Pour attaquer la maladie avec une vigueur égale à sa gravité, je lui ordonnai de suite l'application du dos, et son effet fut secondé par un pansement fréquemment renouvelé de la figure sur toutes les parties affectées ; il s'établit de suite, et sans douleur, une suppuration abondante qui fut suivie d'un dégorgement général ; la suppuration, diminuant par degrés, laissa bientôt apercevoir une nouvelle peau, qui, commençant par quelques points au milieu de ce désordre affreux, recouvrit graduellement toute la face. Deux mois furent consacrés à ce travail régénérateur, et pendant ce temps la malade, loin d'éprouver ni malaise, ni accident, sentit sa santé générale s'améliorer d'une manière frappante. Le nez, jadis tuméfié au double de sa dimension, recouvra son état naturel ; la peau des joues, quoique rouge encore, prit une souplesse qui annonçoit une santé parfaite. L'usage de quelques moyens secondaires complétèrent sa guérison.

L'importance du cas me fit désirer de conserver des relations avec la malade ; en conséquence, je la priai de m'informer de tout ce qui pourroit lui arriver d'intéressant et qui eût quelque rapport avec la maladie primitive. Au printemps qui suivit sa guérison, quelques petits boutons voulurent reparoître ; elle eut de suite recours à quelques petites applications momentanées qui dissipèrent ces accidens en peu de jours, et rendirent le calme à son esprit que le souvenir de ses anciennes souffrances rendoit très-prompt à s'alarmer; depuis ce temps il ne s'est rien présenté qui méritât la peine de m'être communiqué ou qui eût rapport à son ancienne maladie.

Septième observation relative à la dartre tuberculeuse, dite scrophuleuse rongeante.

Cette septième et dernière observation, nous offre encore un exemple du désordre épouvantable que peut occasionner sur la figure l'affreuse espèce de dartre qui nous occupe. Je veux dire la dartre scrophuleuse rongeante. Quoique la guérison ait été longue à obtenir, et que le nez, qui avoit surtout souffert, ait opposé une résistance opiniâtre, et rendu le succès long-temps incertain, cette observation n'en offre que plus d'intérêt. Aussi, je vais entrer dans tous les détails les plus circonstanciels.

Mademoiselle Gillet, blanchisseuse de schalls, demeurant rue Saint-Augustin, n° 20, d'un tempérament bilieux lymphatique, jouit, pendant sa jeunesse, d'une santé parfaite; elle n'avoit d'autre incommodité que d'être sujette à des sueurs abondantes à la plante des pieds. A l'âge de vingt ans, cette sécrétion s'arrêta, par suite d'une exposition fréquente au froid sur des dalles de pierres nécessaires à son état. Sa santé générale ne parut pas souffrir beaucoup d'un semblable dérangement. Cependant, depuis cette époque, elle fut sujette à un enchifrenement considérable, et à ce que l'on appelle vulgairement rhume de cerveau. A vingt-six ans, elle ressentit des douleurs vagues dans les articulations, accompagnées d'enflures considérables, qui paroissoient tantôt dans un endroit, tantôt dans un autre. Elle fut aussi attaquée de violentes tumeurs hémorroïdales. Elle consulta un grand nombre de médecins. Les bains, les sudorifiques, les frictions mercurielles, les potions, sirops ou pilules, où les préparations de mercure entroient à fortes doses, constituèrent à peu près son traitement. On essaya les bains de moutarde pour rétablir la sueur des pieds, qui, depuis sa cessation, étoient restés gonflés et extrêmement sensibles, mais le tout inutilement.

Il y a six ans, à la suite d'un bain trop chaud, la maladie herpétique commença à se manifester d'abord sur le sourcil gauche, par des tubercules de la forme d'une fraise, qui bientôt envahirent le nez et les pommettes de chaque côté. Mille nouveaux moyens furent mis en usage pour arrêter les progrès de cette affreuse végétation. Les caustiques furent employés à diverses reprises. Cette affection justifia pleinement sa dénomination de *noli me tangere*, que divers auteurs lui ont donnée; car ces diverses tentatives ne firent qu'en aggraver les symptômes. Ayant l'occasion de rencontrer dans ses pratiques plusieurs dames que j'avois guéries de maladies moins graves, à la vérité, mais de la même nature, elle fut longtemps sollicitée en vain de faire un essai de mon moyen. Il n'est pas étonnant qu'après tant de traitemens infructueux, sa confiance aux ressources de la médecine ne fût beaucoup ébranlée. Cependant, tant de témoignages encourageans se réunirent en faveur de ce nouvel essai, qu'elle s'y décida enfin.

En juin 1820, je commençai par une application sur le dos, la figure fut pansée méthodiquement par moi-même, pour lui enseigner à renouveler elle-même ces pansemens, qui devoient être trop fréquens pour qu'elle ne les fît pas elle-même. Au bout de quinze jours, la sueur des pieds se rétablit. Ce fut déjà un point essentiel de gagné. La marche de la guérison fut rapide pour le sourcil, les pommettes, dont la peau reprit bientôt sa teinte naturelle, sans effacer cependant les cicatrices des anciens ulcères, ou les traces de l'application des caustiques. Le nez seul, en raison des ulcères profonds qui l'avoient labouré, en augmentant sa dimension d'une manière extraordinaire, offrit une longue résistance. Son gonflement fut enfin dissipé par suite d'une suppuration abondante, et tout ce désordre se borna à quelques boutons dont elle arrêta les progrès, par le moyen de quelques petites applications locales. Sa santé générale éprouva aussi une grande amélioration. Des enflures rhumatismales se manifestèrent cependant aux jambes, aux bras, surtout aux articulations. Ces accidens peuvent avec raison être attribués à une diathèse scrophuleuse fortement prononcée, et à l'abus des préparations mercurielles. D'après sa déclaration, ces enflures se sont surtout augmentées depuis l'usage qu'elle fit d'un remède empirique. D'après les progrès qu'a faits sa guérison sur les autres parties de la figure, il ne peut y avoir de doute, et elle n'en a pas elle-même, que sa persévérance ne soit récompensée par un succès complet. Le nez, d'après les sécrétions muqueuses qu'y détermine le moindre

froid, sera peut-être quelque temps sujet à des rechutes passagères, mais dont elle triomphera avec le temps.

Le sujet de cette observation d'une gravité toute particulière, et heureusement moins commune que les autres, a été, depuis l'époque de la publication de la première édition de mon ouvrage, l'objet d'une surveillance particulière ; un succès complet n'avoit pas encore couronné mes efforts. Le nez, et quelquefois les lèvres étoient encore sujets à une reproduction partielle des mêmes tubercules qui recouvroient autrefois toute la figure. Je ne m'étonnois pas trop de l'opiniâtreté de la maladie, en considérant que la nature des occupations du sujet ajoutoient encore aux difficultés naturelles de cette espèce d'affection ; et je n'avois pas de doute que, dans une position différente, la guérison n'eût été complète. Tel est le compte que je rendois en 1823 ; mais depuis cette époque jusqu'à celle où j'écris, les choses ont bien changé de face. Après avoir examiné moi-même la malade que je n'avois pas vue depuis long-temps, je ne revenois pas de ma surprise en voyant l'état de sa figure qui, n'étant plus depuis long-temps sujette aux accidens dont je viens de parler ci-dessus, offre maintenant un état parfaite.

ment sain. Le nez lui-même revenu à son état naturel, n'a plus ni sensibilité, ni la moindre trace des anciennes végétations. Enfin la guérison est des mieux établies et des plus complètes, et je puis me vanter avec justice d'avoir vengé la médecine dont on attaquoit souvent l'impuissance; on attribuoit à cette maladie la dénomination d'*opprobrium medicinæ*.

CONCLUSION.

Je ne puis terminer cet Essai sans faire quelques remarques sur une réflexion qui se sera sans doute présentée souvent au lecteur, en parcourant les diverses observations destinées à faire connoître l'emploi de mon traitement. Je devine aisément l'espèce de surprise qu'il aura dû éprouver en voyant constamment l'usage des mêmes applications. Quelles que soient la nature et l'espèce des affections dartreuses, je ne puis quitter ce sujet sans détruire l'espèce de prévention et de défaveur que pourroit occasionner une circonstance dont l'apparence spécieuse s'évanouira devant le plus simple raisonnement; et quand on verra que cette uniformité dans l'emploi de ces applications n'est point particulière à cette méthode de traitement, il est constant que les maladies de la peau offrent dans leurs espèces une variété étonnante. Quelque grande que soit la variété des nuances qu'elles présentent, elles n'en ont pas moins un principe uniformément le même : je veux dire un dérangement quelconque dans le mode de sécrétion du système lymphatique, et tout remède propre à corriger cette première cause morbide dans le système dermoïde, en détruira nécessairement les effets, quels qu'ils soient, et sous quelques modifications qu'ils se présentent.

L'application d'un même remède à une foule d'affections diverses n'est point une chose particulière à ce traitement. Pour s'en convaincre, il ne faut que se rappeler les formes multipliées sous lesquelles se présente la maladie vénérienne : ne prend-elle pas souvent les apparences d'une ophthalmie, une autre fois d'une phthisie, d'une affection rhumatismale, enfin d'une maladie herpétique ? Cependant cette maladie protéiforme ne cède pas moins au remède héroïque qui seul la combat avec succès, toutes les fièvres, de quelque espèce qu'elles soient, tous les cas d'atonie, quelle qu'en soit la cause, ne cèdent-ils pas à la vertu fébrifuge et revivifiante du quinquina, et même dans les traitemens suivis par les praticiens les plus distingués? Les bains ne forment-ils pas la base du traitement pour toute espèce de maladie de la peau? Les lotions corrosives ne sont-elles pas indistinctement employées à peu près dans tous les cas? On voit d'après cela que mon procédé n'a rien de singulier, et qu'au contraire il s'accorde avec les autres, en attaquant le principe et la cause du désordre, pour en détruire ensuite les effets.

AVIS A MES LECTEURS.

L'intérêt avec lequel le public a bien voulu accueillir la première et la seconde édition de cet ouvrage, est un garant du succès d'une troisième. Tout en lui exprimant ma reconnoissance, je ne puis laisser échapper cette occasion de prévenir un abus qui a existé lors de la première publication. C'est la multiplicité des lettres dont j'ai été accablé de toutes parts, et dont un grand nombre est resté sans résultat, soit parce que les conditions du traitement n'ont pas convenu, soit parce qu'après un examen plus réfléchi, on a trouvé que la maladie n'étoit pas du nombre de celles auxquelles il étoit applicable. On sentira facilement que le temps d'un praticien est sa plus grande richesse, que l'absorber en écritures infructueuses est un tort que la moindre réflexion empêcheroit de commettre; en avertissant mes lecteurs du zèle que je mettrai toujours à répondre à leurs questions, à éclaircir leurs doutes, je les préviens qu'ils devront toujours, pour prix de la consultation, indépendamment du prix de l'ouvrage, joindre à leur lettre un bon de 5 fr. franc de port, et payable au bureau de la poste à Paris. Faute de remplir cette condition, les lettres resteront sans réponse.

Je crois aussi devoir prévenir mes correspondans d'une circonstance importante à savoir pour eux, c'est que le traitement est susceptible d'être appliqué à quelque distance que ce soit : la composition du remède étant inaltérable, elle peut être expédiée en tout pays. La convention faite de part et d'autre, je dirige le malade par mes conseils, d'après son rapport ou celui de son médecin. Le pharmacien, dépositaire de ma confiance, expédie, d'après mes ordres, la quantité du remède convenable aux circonstances.

FIN.

TABLE DES MATIÈRES.

PRÉFACE . . . . *Page* 5
RÉFLEXIONS PRATIQUES SUR LES DARTRES. 17
Causes principales de ces maladies. . . . . *Ibid.*
De la classification nosologique des dartres 20
ESPÈCE PREMIÈRE.—Dartre furfuracée ou farineuse 23
ESPÈCE DEUXIÈME.—Dartre squammeuse ou écailleuse 25
ESPÈCE TROISIÈME.—Dartre crustacée ou croûteuse 27
ESPÈCE QUATRIÈME.—Dartre vésiculaire 29
ESPÈCE CINQUIÈME.—Dartre tuberculeuse. 32
Doit-on guérir les dartres? 37
Sur le siége des maladies de la peau, appelées dartres 40
Considérations sur les méthodes de traitement employées jusqu'à ce jour pour la guérison des dartres. 45
De l'application du traitement par absorption cutanée. 49
Conduite à tenir par le malade pendant le traitement. 59

OBSERVATIONS SUR LES MALADIES DE LA PEAU APPELÉES DARTRES, TRAITÉES PAR LA MÉTHODE DU TRAITEMENT PAR ABSORPTION CUTANÉE.

Observations relatives à la dartre furfuracée ou farineuse.

Première observation. 62
Deuxième observation. 65
Troisième observation. 67

Quatrième observation.................... Page 71
Cinquième observation........................ 74
Sixième observation.......................... 78

Observations relatives à la dartre squammeuse ou écailleuse.

Première observation......................... 81
Deuxième observation......................... 83
Troisième observation........................ 88
Quatrième observation........................ 89
Cinquième observation........................ 92
Sixième observation.......................... 96
Septième observation......................... 99
Huitième observation......................... 102

Observations relatives à la dartre crustacée ou croûteuse.

Première observation......................... 107
Deuxième observation......................... 109
Troisième observation........................ 111
Quatrième observation........................ 116

Observations relatives à la dartre vésiculaire.

Première observation......................... 118
Deuxième observation......................... 121
Troisième observation relative à la dartre vésiculaire de l'espèce urticaire........................ 125

Observations relatives à la dartre tuberculeuse, qui comprend la pustuleuse.

Première observation......................... 129
Deuxième observation......................... 131
Troisième observation........................ 135

Quatrième observation .... *Page* 137
Cinquième observation 139
Sixième observation............................ 142
Septième observation.......................... 145

CONCLUSION.............................. 150

AVIS A MES LECTEURS........................ 152

FIN DE LA TABLE.

www.ingramcontent.com/pod-product-compliance
Ingram Content Group UK Ltd.
Pitfield, Milton Keynes, MK11 3LW, UK
UKHW031859260826
14628UKWH00002B/875

9 782014 095494